「寝る間」を惜しんで働いているのに、
思うように結果が出せない。
疲労感ばかりが溜まっていく。

この本は、
そんなあなたの悩みを根本的に
解決します。

「正しい睡眠」で得られること

- 頭が冴えてアイデアが湧いてくる
- 生産性が上がり、キャリアアップできる
- 「常に疲れている」がなくなる
- 第一印象がよくなる
- 痩せやすくなる
- 子供の成績が上がる

「正しい睡眠」が減らすリスク

↓ ×がん

↓ ×認知症

↓ ×心筋梗塞

↓ ×うつ

↓ ×自律神経失調症

↓ ×不慮の事故

「当たり前のこと」のクオリティを上げた時、人生は変わる！

まず最初にはっきりといっておきます。

「人生を好転させるため」

「納得のいく理想の人生を描くため」

と、**睡眠時間を削って仕事したり勉強したりするのは逆効果です**。

仕事でもプライベートでも、パフォーマンスを今以上に上げたいのなら、まず取り組むべきは、**睡眠のクオリティを上げることです**。


睡眠不足が日々のパフォーマンスにマイナスの影響を与えることは、皆さんもすでにご存じのことでしょう。しかし本当に怖いのは、その不足が借金のように積み上がっていく状態。これが、今話題の**「睡眠負債」**と呼ばれるものです。

睡眠の科学的研究が進んで、**睡眠負債を溜めることのリスクの深刻さはこれまで考えられてきた以上のものである**ことが次々に明らかになっています。

日々のパフォーマンスを確実に下げるだけでなく、例えば、

・がん

・認知症

・心筋梗塞

など、命を脅かす病気のリスクを着実に高めることがわかっているのです。

睡眠不足はよくない、ということは誰もが知っていることなのに、多くの皆さんが「日々の忙しさに追われてなかなか改善できない」「どうしても後回しにしてしまう」と思っていることでしょう。

このような、変えたほうがいいとはわかっていてもできない「当たり前のこと」にあえて取り組むか取り組まないかが、あなたの**人生の分かれ目**になります。そして、**取り組んだ方から人生を確実に好転させているのです。**

私の睡眠セミナーに参加された生徒さんやカウンセリングをさせていただいた方か

らは、睡眠を変えたことで、

「1日中仕事に**集中できる**ようになった」

「以前と同じ仕事のボリュームをこなしているのに**残業が一切なくなった**」

「会社や家庭で**イライラすることがなくなった**」

「30年以上悩まされ続けた**便秘が解消した**」

「何をしても痩せられず諦めていたが、ストレスなく**7キロ痩せられた**」

「肌のシワが減って**透明感が出て、**悩んでいた湿疹も改善した」

「気持ちが前向きになって**人生を楽しめる**ようになった」

など、数々の嬉しい変化や体験が報告されています。そしてこのご自身の変化がきっかけとなって、
・**自分に自信がもてるようになった。**
・**夫婦関係がよくなった。**
・**念願の起業をした。**
などの素晴らしい「副作用」も続々と生まれているのです。

ここで私自身が過去、睡眠を改善したことで劇的に変わった経験を少しお話ししたいと思います。

今でこそ毎日ぐっすり眠れて心身ともに健康で、こうして睡眠に関する情報を日々発信し、セミナーや本の出版などをさせていただきながら充実した日々を過ごしていますが、以前は**今とは真逆の生活**を送っていました。

その頃の私は、**睡眠をおろそかにし、将来など全く見えない**ような暗い生活を送っていました。

1日2時間程度しか眠らない日があったり、明け方に就寝して昼頃に起床する日があったり、体調不良で1日中寝込んでしまう日があったりと、睡眠・覚醒を含む生活のリズム全体が大きく崩れていたのです。

当時、私は重度のパニック障害に悩まされていました。

いつくるかわからない発作のため、ひどいときには外出もできない状態。夜は発作が怖くて眠れない、眠れても生々しい悪夢にうなされて起きてしまいます。また身体的にも、1ヶ月に2回も熱を出したり、アトピーで顔が赤くなってしまったり、15キロ以上太ってしまったりと、かなり追い詰められていたのです。

なんとかこの状況を打破しようと病院に通い、食事療法や軽い運動を始めたり、色々とチャレンジをしたのですが、いつまで経っても改善されるきざしはみられませんでした。むしろ、改善されないことに焦れば焦るほど、睡眠時間を削ってパソコンにしがみついて情報収集をしていたので、症状は悪化するばかりだったのです。
いよいよ心身ともに疲れ切って、もう1歩も踏み出せないというところまで落ち込んでいた時、見かねた母が私にこう言いました。

「一度すべて忘れてぐっすり寝なさい」

この一言が、その後の私の人生を１８０度変えることになったのです。

その時は**「眠る時間なんて無意味な時間」**だと思っていたので、眠ることで何かが変わるなんて夢にも思いませんでした。ただただ疲れ切って、もう前進する気力さえ湧いてこなかったので、ほとんど諦めの気持ちですべてを手放し、眠りました。
当時は今のように睡眠に関連する書籍や情報がほとんどなく、眠り方に「コツ」があるともちろん知らなかった私は、まずは「毎日夜に就床する」というとても基本的なところから始め、そこから、たっぷり12時間眠ってみたり、3時間圧縮して眠ってみたりと、色々と試していったのです。

その結果、0時に就寝して7時頃に起床するリズムを維持することで、心身の調子がいいことがわかり始め、今度はさらに「ぐっすり感」を高めるために枕を変えてみたり、寝巻きを変えてみたり、聴く音楽を変えてみたり、香りを使ってみたり、就寝前にストレッチをしてみたりと、自分の身体や心と対話を重ねながら**「ぐっすり眠る秘訣」**を探り続けていったのです。

睡眠改善習慣を続けてしばらくすると、パニック障害の発作が格段に減り、目に見えてアトピーや肥満体型が解消されていきました。

体重でいうと半年で7キロ減量し、1年経つ頃にはマイナス10キロ、現在はマイナス15キロをリバウンドなくキープしています。さらに、あんなに頻繁に体調を崩していた頃が嘘のように、風邪すらひかなくなりました。

悩まされ続けた生理不順、PMS（月経前症候群）もなくなり、身体だけでなく精神的にもとてもポジティブに生まれ変われたと、今考えても驚くほどです。

「正しく眠る」という当たり前のこと、たったこれだけのことを心がけただけで、心が、身体が、思考が、そして**人生が変わった**経験を通して、

「この力が何なのか」

「たまたま私に起こった出来事だったのか」

「なぜこんなにも人生が好転したのか」

それらの謎を解きたいという想いと、**睡眠の秘める力**をきちんと証明したいという想いから、睡眠を科学的に学ぶ道を選びました。その想いが睡眠コンサルタントとして人々のお役にたてる今日につながっています。

「睡眠を改善することで人生が劇的に変わる」という経験は、たまたま私に起こったラッキーな出来事だったわけではありません。

実践さえすれば、誰にでも、もちろんこれを読んでいるあなたにも、確実に起こる奇跡なのです。

ここまで読んで、

「そりゃ睡眠不足はいけないとわかっているけど、改善しようにも現状の生活では無

理だから悩んでいるんだ」

と思われたかもしれませんね。

長時間労働、長い通勤、家事、子育て、介護など、それぞれが抱える事情でどうしても睡眠時間が圧迫されてしまうという方も多いと思います。

例えば、そんな状況下で今日からいきなり、

「10時に寝て朝は5時に起きる！」

と張り切って始めたとしても、ほとんどの人は続けられずすぐに挫折するでしょう。

そこで本書では、あなたが「正しい睡眠」を習慣化する助けとなるべく、

- **睡眠の基本的なメカニズム**
- **「睡眠負債」の正しい返済の仕方**
- **睡眠の質を向上させるための具体的な手法**
- **どうしても睡眠時間を確保することが難しい方へのアドバイス**
- **だれでもできる睡眠改善の習慣化のコツ**

などについて丁寧に説明します。

さらに、成長のカギを握る**子供の眠りの重要性**などについても触れていますので、不眠をつくる24時間社会、デジタル社会、ストレス社会、高齢化社会に負けないサバイバル睡眠法のバイブルとして、ぜひご活用ください。

睡眠の質は健康の質であり、パフォーマンスの質であり、**日々のクオリティそのものです。**科学的な根拠に基づくスリープマネジメントの方法を身につけることで、人生のクオリティを上げていきましょう。

ブックデザイン／鈴木大輔
仲條世菜（ソウルデザイン）
イラスト／山﨑かおる（コンポーズ）
ＤＴＰ／ＮＯＡＨ
校正／小倉優子
編集／佐藤葉子（ＷＡＶＥ出版）

睡眠時間が
短いから、せめて
熟睡したい！

よく寝た
はずなのに
朝スッキリ
しない

そんな人のために！

ストンと眠って朝まで熟睡！

「正しい睡眠」5つの掟

ぐっすり眠るためには、私たちの五感が深く関わっています。
視覚、聴覚、温感、嗅覚、触覚という
5つのセンサー（睡眠五感）にアクセスし、
今日から「ストンと眠って朝まで熟睡」を叶えましょう。

快眠の掟
01

就寝前30分以降のPC、スマホは禁止

就寝前、就寝中、起床後、それぞれ適切な光の活用が快眠のカギとなります。

就寝前はやや暗めで暖色系の照明に切り替えることで脳に眠る時間が訪れたことを知らせます。

テレビや**パソコン**、**スマートフォン**などから発せられるブルーライトは脳の中の生体時計に働きかけ、睡眠に大きな悪影響を与えるので、就寝前に見るのは極力控えましょう。

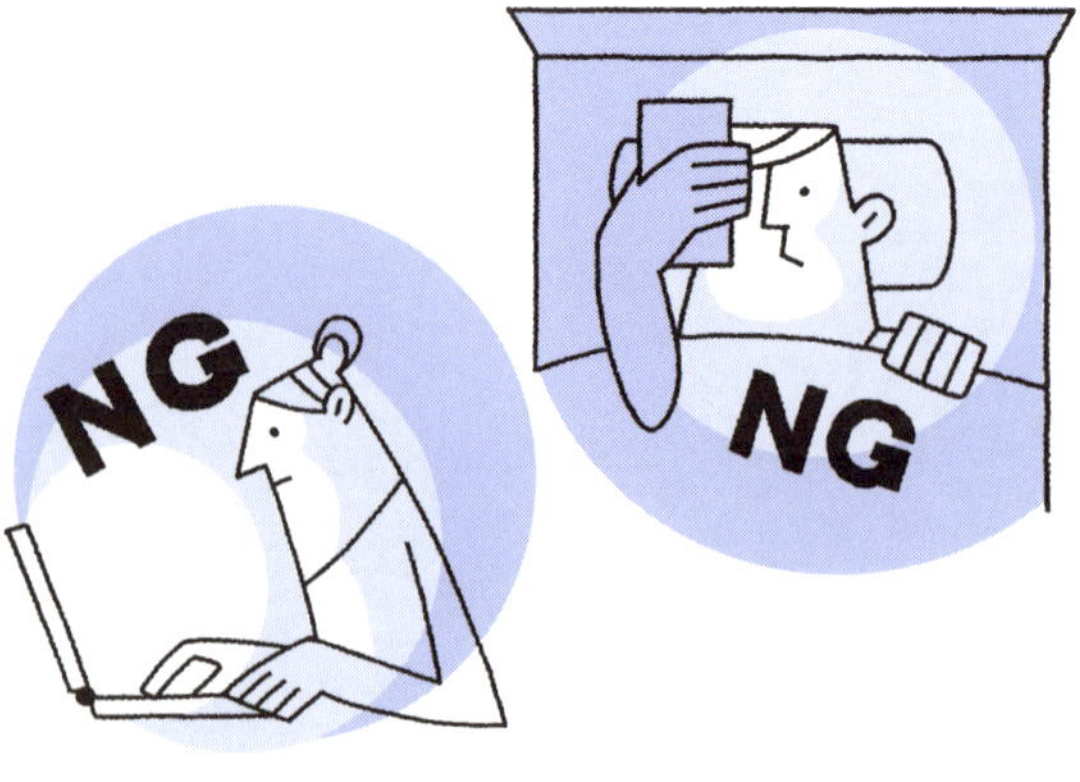

●就寝30分～1時間前にはパソコンを閉じる、スマートフォンを手放す。寝室に持ち込まないのがベター。

●就寝1時間前にはやや暗めで暖色系の照明に切り替える。調光可能な照明器具や間接照明、アロマキャンドルなどを用いて光環境を夜モードにシフト。

●就寝中はできるだけ真っ暗なほうが望ましい。真っ暗なことに抵抗がある場合は、低めの位置に間接照明を設置するなどして、光源が目に入らないようにする。

●朝は起きたらまずは光を目に入れるために、外界が明るくなるのに伴って、寝室内が明るくなるようにする。遮光カーテンを使用している場合は就寝時にあらかじめ10cm程度開けて。光で起こしてくれる目覚まし時計の活用もおすすめ。

■ポイント■

「光を制する者は睡眠を制す」といえるほど、光が私たちの生体時計に与える影響が大きいことを認識することが大切。その影響を最大限に活用しよう。

快眠の掟 02

寝室は図書館レベルの静けさに

生活騒音は私たちの想像以上に安眠を妨害しています。

睡眠中に覚醒反応が引き起こされる騒音のレベルは**45デシベル**（dB）以上と言われており、一晩中安眠を得たいと思ったら、**図書館レベルの静けさ**を保つのが理想なのです。

「よく寝たはずなのに寝た気がしない」という状態にならないよう、周囲の騒音の元を一度見直してみましょう。

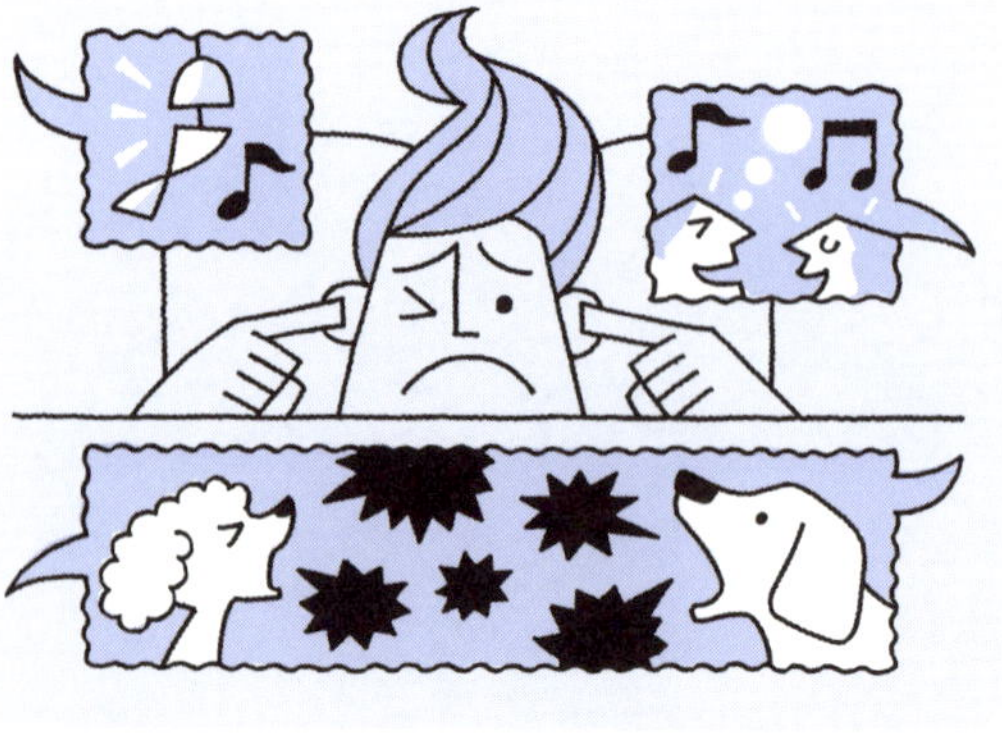

◉電気のスイッチの操作音でも48〜56デシベル。

◉人間は環境音には適応できるが、突発的な音には影響を受けやすい。そのため風鈴などは寝室のそばには飾らないほうがベター。

◉時計の針の音が気になる方はデジタル時計に変える、電気器具の音がうるさければ防振マットやシートを活用する。外の音が気になる方は、耳栓を利用する、防音カーテンや厚手で長めのカーテンを使用するなどの対策をする。

◉「なにか音がないと安心して眠れない」という方は、クラシックやヒーリング音楽、あるいは鳥の鳴き声や川のせせらぎといった自然の音色など、自分が心地よいと感じる音を聴くことで、リラックス感を高めることができる。音をつけて就寝する場合は、必ず就寝後1時間程度でオフになるようタイマーをセットする。

■ポイント■

安眠を妨害する騒音のレベルや種類は個人差があるが、いずれにせよ騒音は入眠潜時の延長や覚醒・浅い眠りの増加など、睡眠に悪影響を及ぼす。できるだけ静かな環境を目指そう。

快眠の掟
03

寝入り時の温度が睡眠の質を決める

就寝した際に人と寝具の間にできる空間の温湿度である**「寝床内気候」**は、睡眠の質に大きく関わってくるため、四季によって温湿度が大きく変化する日本では、寝室空間の温度や湿度管理が大切になります。

特に徐波睡眠（深い眠り）が出現する**睡眠前半**に快適な温湿度にすることで十分な睡眠が維持でき、睡眠後半まで睡眠の質が保たれることが明らかになっていますので、積極的に**エアコン**などを利用して温湿を調整していきましょう。

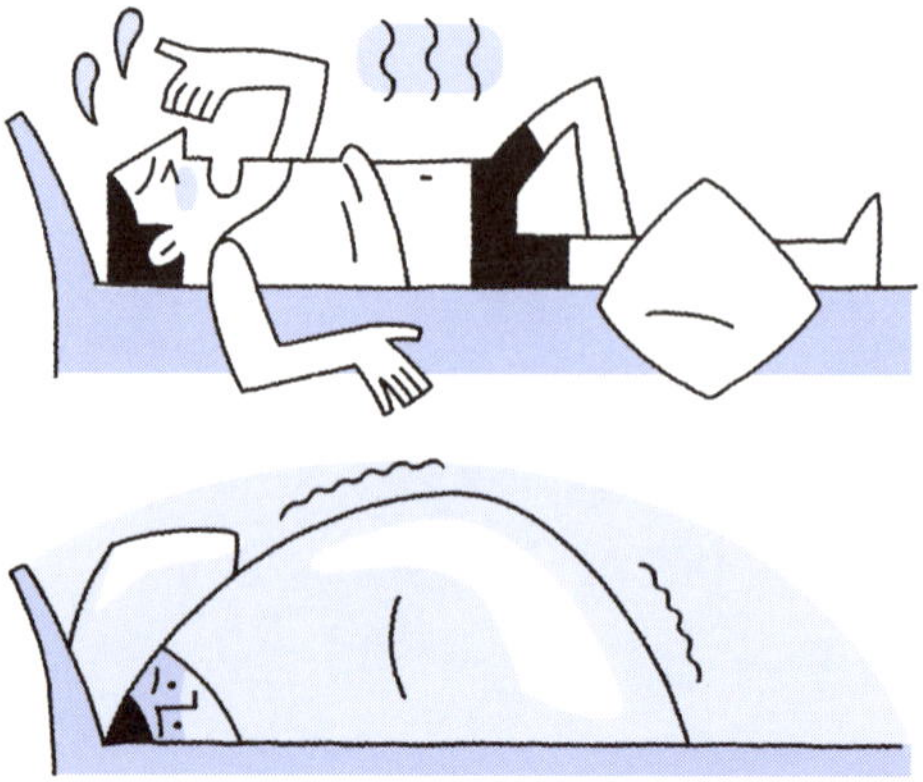

◉寝室内の温度は季節に合わせて19〜27℃、湿度は60％前後を維持するのが望ましい。

◉夏場は特に寝苦しさから途中で起きてしまわないよう、昼間に壁や天井にこもった太陽の熱を冷やすべく、就寝1時間前から冷房を25℃にして壁まで徹底的に冷やし、眠るときになったら27℃程度まで設定温度を上げ、かつ3時間くらいで切れるようにタイマー設定する。

ただし、熱帯夜などは一晩中冷房を切らずに付けたままにする。

◉温熱感覚のコントロールには季節に応じて寝具の衣替えを行うことも重要なポイント。掛け布団の詰め物としての理想の素材は「羽毛」。羽毛布団のように布団が身体に合わせてフィットしてくれるドレープ性があることで、肩口や足元に余分な隙間ができることを防ぎ、適切な寝床内気候が保たれる。

■ポイント■

寝巻きで温度を調整しようとすると、夜中に暑くなったり寒くなったりしても脱ぎ着できず途中覚醒につながってしまう。寝具であれば就寝中無意識に布団をはいだりかぶったりもできるので、温度管理は寝具や空調でするのがベター。

快眠の掟 04

入眠・覚醒に効く香りを活用せよ

特に人体への有効性が高い精油の芳香成分は、鼻や皮膚を通じて私たちに**鎮静作用**や**リラックス**、**リフレッシュ**といった作用をもたらしてくれますので、これらを睡眠時に活用しない手はありません。

寝床につく1時間ほど前に精油を2～3滴ティッシュペーパー、またはお湯を入れたマグカップに垂らして、芳香浴しましょう。スプレーにして枕カバーにひと吹きしたりするのも手軽にできる活用法です。

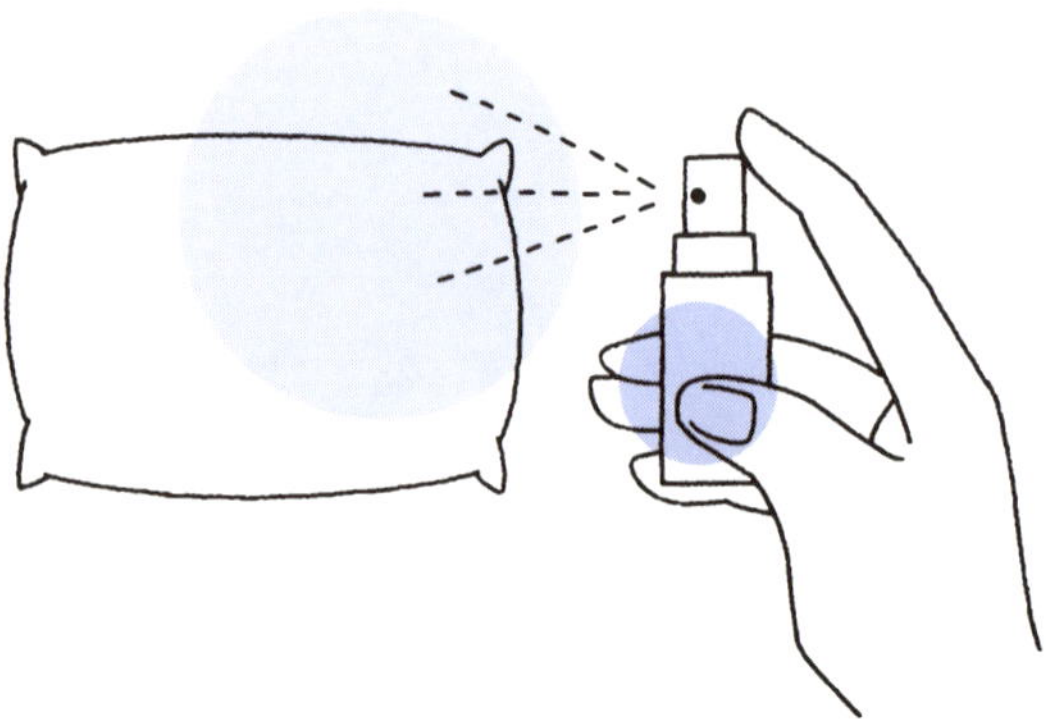

◉入眠を促進し、不安感を緩和するのは、一般的にラベンダーやネロリ、カモミール、イランイラン、サンダルウッドなど。

◉朝はレモンやペパーミントなどが覚醒を促す。

◉ヒノキなどのセドロールの香りを使うと、眠りながら大自然で森林浴をしているような解放感とリラックス感が得られる。

◉飲むとカフェインの効果で覚醒を促すコーヒーだが、グァテマラとブルーマウンテンの２種の豆の香りにはアルファ波を増やしリラックス効果がある。ただし、豆によってリラックス作用が異なり、コーヒーの香りすべてにリラックス効果があるわけではない。

■ポイント■

大前提として自分が好きな香りであるということが重要。一般的にいわれる効能にとらわれず、自分がその時に「いい香り」と思える香り使用すること。

快眠の掟
05

「朝までぐっすり」を叶える寝巻きとは

「入眠時にどの程度リラックスできているか」が、その後の眠りに大きく影響します。そのため、眠るときに触れる掛け布団、敷き寝具、枕のカバーや毛布、パジャマなどの**肌ざわり**を追求することはとても大切なポイントになります。

特に全身に直接触れるパジャマは、季節や気分に応じて最適な素材を選ぶことで睡眠の質が断然変わってきますので、「たかがパジャマ」と思わずに自分に合ったものを選択しましょう。

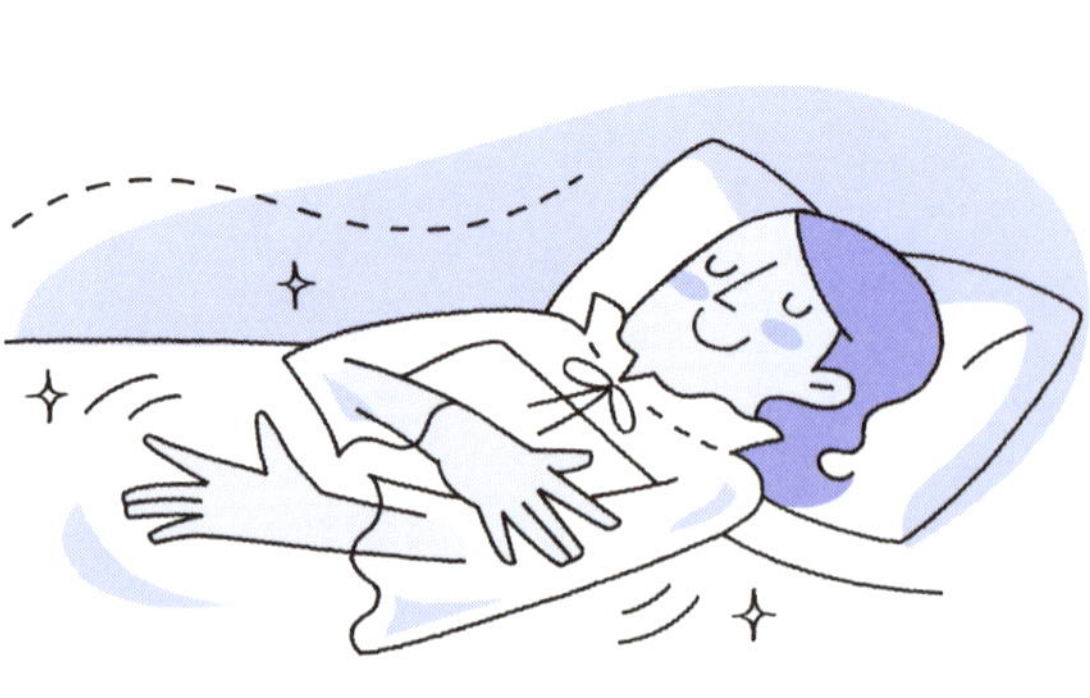

◉シルクは肌触りや風合いがよく、保温性・吸保湿性・発散性に優れている。さらに、熱伝導率が低いため冬は寒い外気を遮断して温かく着られ、逆に夏はサラっとした感触で汗をたくさんかいてもべたつかず涼しく快適に過ごせるため、季節を問わず使える。

◉使い心地と耐久性で考えると、綿もおすすめ。吸汗性と保湿性が高く、肌触りがよい。オーガニックコットンであれば、洗えば洗うほど生地が柔らかくなるので肌馴染みがさらにアップする。

◉麻は夏に適した素材で、吸湿性・放湿性・熱伝導性に優れているので、ヒンヤリとして爽やかな寝心地が楽しめる。

■ポイント■

シルクはまるで空気をまとっているかのように軽い着心地で身体への負担が一切ないところも魅力。また天然繊維の中で最も肌に優しく、アトピーや敏感肌の方、傷口がある方などでも安心して着用できるので、究極の寝巻きといえる。

快眠の掟
+α

朝、シャキッと目覚めるコツ

快眠の目的は、なんといっても朝すっきり目覚めて1日を始めることにあります。そこで「快眠の掟+α」として、**朝におすすめしたい行動**を挙げておきます。ぜひ毎日の習慣に取り入れてみてください。

◆朝、起きたら真っ先に窓際1m以内に行き、太陽の光を15秒程度浴びる。
◆40~42℃の熱めのシャワーを3~5分間程度全身に浴びる。
◆白湯をコップ1杯分飲む。
◆歯磨き後、カフェイン含有のガムを噛む。
◆タンパク質を含む食事をとる。

第１章

常に
ベストな自分で
いるための
快眠戦略

人生をランクアップさせるカギは「正しい睡眠」にある！

「働くこと／休むこと」

「活動／睡眠」

これらは全く逆のことに思えて実は同じベクトルにあります。

しかし日本ではこれまで、**「睡眠＝怠け・無生産」**という方程式が一般認識としてすり込まれていました。

「最近忙しくて寝る暇がない」

「昨日は夜中の2時まで残業した」

以前はこんな会話が挨拶代わりになっていることも多かったのではないでしょうか。

適切な睡眠をとることは仕事の**効率と生産性**を上げるうえで非常に重要なビジネススキルのひとつであることが常識になりつつある現代、これは相手に、

「私は仕事の生産性が低いです」

「私はタイムマネジメントができません」

と言っているようなもの。

「仕事」がデキる人であるためには、「スリープマネジメント」がしっかりとできる人であることが要になります。

例えば、google の会長であるエリック・シュミットや、マイクロソフトの最高経営責任者（CEO）サティア・ナデラ、アマゾン・ドット・コムのCEOジェフ・ベゾスなど、**クリエイティブな仕事で最距離で成果を上げる**ことを意識している一流のビジネスパーソンは、例外なく睡眠を重要視していることで知られています。

なぜなら彼らは、常に高いパフォーマンスで成果を生み出し、かつ安全リスクをマネジメントし続けるには、睡眠の「量と質」を仕事から切り離して考えることはできないことを知っているからです。

しかし残念ながら、日本は欧米と比べて**労働時間が長い割に生産性が低い**ということが、労働効率の国別データで明らかになっています。これは日本の多くのビジネスパーソンが、睡眠時間を惜しんで仕事をしたばかりに日中のパフォーマンス効率が落ち、そのためまた労働時間が伸びて睡眠時間が減り……という悪循環から抜け出せずにいるためでしょう。

　こうして睡眠不足がもたらす日本の経済損失額は、なんと3・5兆円にもなるという試算があります。その内訳は、作業効率の低下が3兆6655億円、交通事故や産業事故が4213億円、遅刻が810億円、早退が75億円、欠勤が731億円。膨大な損失額ですが、この試算に医療費は含まれておらず、それも含むと5兆円は超えるという説もあり、眠らないことがいかに日本経済を圧迫しているかがわかります。


　あなたが今まさにその悪循環の中にいるのであれば、そこから抜け出した時、**あなたは確実に今よりランクアップできるはずです。**

　睡眠が足りないことで私たちに何が起きているのか、正しい睡眠に近づくことで何が変わるのか、これから見ていくことにしましょう。

「睡眠負債」はじわじわ効いてくる

ところで、「寝不足」と聞くと、あなたはどんなイメージをおもちでしょうか。

大半の方が「徹夜」や「毎日３時間睡眠」といった状況を思い浮かべるのではないでしょうか。

実際、私がお会いしてきた方々に、

「普段、どのくらい眠っていますか？」

とお聞きすると、それほど睡眠に危機感をお持ちでない方は胸を張って、

「ちゃんと毎日５〜６時間は眠っていますよ！」

と答えられます。

そして、睡眠時間は少しばかり短いと思うけれど、それが当たり前になっていて、特に不都合は感じないと口を揃えて仰います。

しかし残念ながら、私たち眠りの専門家は、

「**それは大変危険です。**このまま今の睡眠を続けていると、毎日〝**ほろ酔い気分**〟で仕事をしているようなものですし、**うつ病**や**がん、認知症**になる様々なリスクを自ら積み重ねているようなものです」

といわざるを得ません。

毎日の1〜2時間というういわば「ちょっとした寝不足」はすぐに自覚症状が出るわけではありませんが、これが長期に積み重なると、ボディーブローのようにじわじわと効いていきます。

「はじめに」にも書きましたが、この、毎日の「寝不足」が積み重なることを、私たちは**「睡眠負債（Sleep Debt）」**と呼んでおり、最近はＮＨＫの番組でも特集され、大きな反響を呼びました。

睡眠負債は自分では気づかないうちに身体、精神、脳を蝕み**単純ミス**や**パフォーマンス**の低下を引き起こすだけではなく、**がんや心臓病、認知症、うつ病**などの重大な疾病を発生させる原因の一つになっていることが、科学的研究から次々と明らかになっているのです。

日々蓄積されるわずかな睡眠負債の場合、それが体や脳、精神にどの程度影響を与えているのか、本人がなかなか**自覚できない**というところが実は非常に恐ろしいポイントです。

実際は本調子でないにも関わらず、自分の状態を過信したまま仕事をした結果、事故などにつながる重大なミスや、信頼を失う大きな失敗を起こしてしまうかもしれないのです。

「気づかないうちに能力低下」の恐ろしさ

米ペンシルベニア大学医学部などの研究チームがある興味深い実験を行いました。

1週間の期間中、被験者を、

・8時間睡眠のグループ
・6時間睡眠のグループ
・4時間睡眠のグループ

の3つに分け、認知機能レベルや反応の正確性を調べた結果、8時間睡眠のグループはミスが少なく認知機能にも問題ないという結果でした。

しかし、睡眠時間を**4時間に制限したグループは1日徹夜したときと同等レベルまで認知機能が落ちている**ことが判明し、仮に**4時間睡眠が2週間続くと丸2日間徹夜した状態**になり、さらに**6時間の睡眠でも2週間続いてしまうと丸1日徹夜したときと同じレベルの認知機能**になることが明らかになったのです。

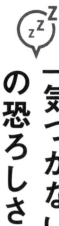

また医師20名を対象とした、夜勤翌日の覚醒状態を比較するほかの実験でも、睡眠負債の恐ろしさがわかります。

画面に図形が現れたらボタンを押すという作業を90回繰り返してもらいながら脳の反応を見たところ、夜勤明けの医師は、夜勤のない科の医師と比べて反応成績が悪く、画面に図形が現れているにも関わらず**4秒近くも反応しない**こともあるという驚きの結果となりました。

さらに、交代勤務制の看護士23名の睡眠時間や眠気、疲労などと併せてエラーやニアミスが発生した頻度を1ヶ月間記録した結果、エラーやニアミスが発生した際の睡眠時間は発生していない他の勤務日と比較して短いということもわかりました。

興味深いことに、同研究では多くの睡眠時間をとっている場合は同僚のミスに対する気付きも多くなっていたことから、適切な睡眠時間を確保することは、職場の安心・安全性の向上にもつながるといえるでしょう。

睡眠不足は時に人命をも巻き込む取り返しのつかない大事故に発展することも

1986年	アメリカ国民の期待をのせた**チャレンジャー号**は打ち上げ直後に爆発、四散し、以降２年間ＮＡＳＡはすべての有人飛行を取りやめた。この事故の背景には就業中の飛行士の睡眠不足、睡眠異常がミスの原因の１つであることが報告された。
同上	世界最悪の原子力事故と呼ばれた**チェルノブイリ原発事故**も、就業中の操縦士の睡眠不足、睡眠異常がミスの原因の１つであることが報告されている。
2003年	**「ひかり126号」**を運転中の33歳の運転士が居眠り運転をし、岡山駅で新幹線が緊急停止するという出来事があった。この運転士は、日中に過剰な眠気を引き起こす睡眠障害「睡眠時無呼吸症候群」だったことが後に判明しており、産業衛生面からだけでなく、睡眠障害に対する社会全体の認知度を高める1つの契機となった。
2012年	連休中に関越自動車道で起こった**深夜高速ツアーバスの事故**で、７名の尊い命が失われた。事故を起こした運転手の睡眠不足や健康管理の問題はもちろんだが、１日の運転時刻の上限や、連続運転時間と休憩・睡眠時間の確保など、運行管理のための過労運転防止に関する法令がほとんど守られていないということも背景にあった。

結局、何時間寝ればいいのか？

睡眠不足がパフォーマンスを落とす事例を紹介してきましたが、反対に睡眠不足解消によってパフォーマンスが上がることを示す実験結果もあります。この実験では、身体能力だけでなく、精神面（やる気）向上という効果も明らかになっています。

スタンフォード大学のバスケットボール選手を対象に、睡眠時間を活動計（アクチグラフ）で8・5時間まで増加させた結果、282フィート（約86メートル）ダッシュは0・7秒短縮され、フリースローの成功率は0・9本、スリーポイントシュートに至っては1・4本増加しました。さらに精神面では、練習中のやる気が10点満点中6・9点から8・8点に増加し、試合中のやる気も10点満点中7・8点から8・8点に増加するという結果になったのです。

また、健康面と睡眠時間の関係を見ていきましょう。

アメリカで行われた大規模な調査では、睡眠時間が**6・5〜7・4時間**と回答した人々が**最も死亡率が低く**、それより**短くても長くても死亡率が高まる**と報告しています。また、イギリスの非営利研究機関「ランド・ヨーロッパ」の研究でも、1日の平均睡眠時間が6時間を下回る人は、睡眠時間が7〜9時間の人と比較して**死亡率が13％増加する**ことが明らかになっているのです。

死亡率というショッキングな数字を出しましたが、もちろん睡眠不足が直接の死亡原因になるわけではありません。これまでの睡眠疫学の研究から、不適切な睡眠時間が高血圧・糖尿病・肥満などの生活習慣病やがん、精神疾患、認知症などの罹患率を高めることが科学的に証明されているのです。

これらを総合的に判断するとやはり**7時間程度の睡眠時間を確保することが理想**と考えられるでしょう。

睡眠時間と各病気の関わりについて、いくつか調査結果を挙げてみます。

●うつ病

国内で2万4686人を対象に行った疫学調査では、7〜8時間より短くなっても

睡眠時間と死亡危険率の関係

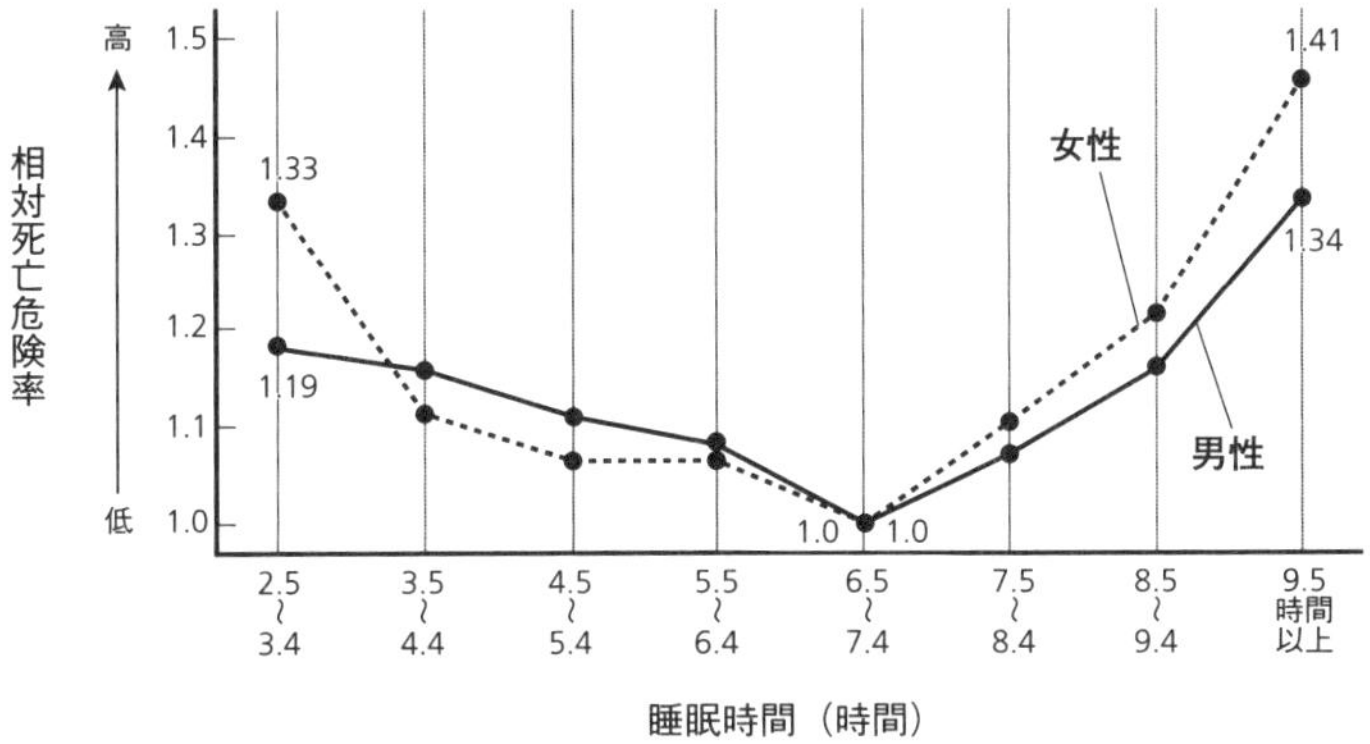

※6.5〜7.4時間睡眠の死亡率を１とした時の死亡危険率

Knipke DF. et al：Arch Gen Psychiatry 59：131-36, 2002

長くなっても抑うつ状態は高くなることが明らかになっています。

●糖尿病

10万7756名を対象に平均9・5年間追跡調査をした睡眠時間と2型糖尿病の発症リスクに関するデータを解析した結果では、２型糖尿病の発症リスクは短時間睡眠者は7〜8時間程度の睡眠者と比べて相対危険度が1・28倍、長時間睡眠者では1・48倍、高くなることがわかりました。

●免疫系

21歳から55歳の153名を対象とした睡眠時間と免疫系の関係性を調査した研究で

は、睡眠が7時間未満の場合、8時間以上眠る人より約3倍風邪をひきやすくなることが報告されています。

米カリフォルニア大学が18〜55歳までの健康な男女164名を対象に行った研究においても、1日の睡眠時間が6時間以下の場合、7時間以上眠っている人に比べて風邪をひくリスクが4・24倍高くなるという研究報告がありました。

これらの結果から、慢性的な睡眠不足は免疫機能を落とすということが明らかです。たかが風邪、と思われるかもしれませんが、免疫力が低下しているということは、風邪以外にも新型インフルエンザやノロウィルスなど、様々な怖い感染症にかかる可能性も高まるということであり（実際に睡眠不足の場合、ワクチンの有効性が11・5倍も低くなることも明らかになっています）、さらには、がんやアレルギーの悪化にもつながってしまう危険性が潜んでいます。

●脳・心血管疾患

国内の45地区に居住する約11万人を15年間調査した睡眠時間と心血管疾患との関係について調べた研究では、4時間以下の短時間睡眠は、7時間睡眠に比べて、女性で虚血性心疾患の死亡リスクが2・3倍、循環器疾患及びがん以外の死亡リスクは男女ともに1・5倍、全死亡リスクは男女ともに1・3倍と、死亡リスクが増加しています。

一方、睡眠時間が10時間以上の長時間睡眠は、7時間の睡眠に比べて、男性の全脳卒中死亡で1・7倍、脳梗塞死亡で1・6倍、全循環器疾患死亡で1・6倍、循環器疾患、及びがん以外の死亡で1・7倍、全死亡で1・6倍と死亡リスクが増加。女性でも全脳卒中死亡で1・7倍、脳梗塞死亡で2・4倍、全循環器疾患死亡で1・5倍、循環器疾患及びがん以外の死亡で2・0倍、全死亡で1・6倍と、男性同様に死亡リスクの増加が認められるという結果が報告されました。

●認知症

2015年にコロンビア大学の研究で1041名の65歳以上の高齢者を3年にわたって追跡調査した結果では、「十分に睡眠がとれていない」人の認知症の発症リスクは、睡眠がとれている人と比較して1・2倍高く、「日中に眠気を感じる」人は1・24倍も高いことがわかりました。

「ショートスリーパー」にはなれるのか？

様々な科学的見地から、一般的には7時間睡眠をおすすめしましたが、実は**理想の睡眠時間には個人差があります**。

つまり、適切な睡眠時間が7時間なのか、あるいは5時間でいいのか、はたまた10時間の睡眠が必要なのかということは、個人個人によって違うということです。

例えば、10時間の**ロングスリーパー**（長時間睡眠者）だったといわれているアインシュタインは、多くの業績を残して76歳の長寿を全うしていますし、反対にエジソンやナポレオンは3〜4時間で十分な**ショートスリーパー**（短時間睡眠者）だったといわれています。

そして、この個々の**適切な睡眠時間の差には遺伝的要因が関係している**と考えられています。

本屋さんに行くと「短時間睡眠法」のような本がたくさん並んでいるのが見られる

ように、忙しくて常に時間が足りない現代人はショートスリーパーに憧れる人がとても多いのですが、実は、遺伝的に短時間睡眠が適しているいわば「真の」ショートスリーパーは、**全人口の5%程度しかいない**といわれています。

自称ショートスリーパーという人もいますが、努力と気合で睡眠時間を削って頑張ろうとしている誤った認識を抱いた「エセショートスリーパー」である場合がほとんどなのです。

無理やり睡眠時間を削ることは、健康・生産性・能力など、あらゆる「損失」につながり、日常生活にも多大なる弊害をもたらすため、賢い選択とはいえません。

やはりまずは7時間程度の睡眠時間の確保を目指すことをおすすめします。

睡眠は「見た目」を決める

話し手が相手に与える影響を3つの要素に分けて数字で表した「メラビアンの法則」によると、「視覚情報」が55％、「聴覚情報」が38％、「言語情報」が7％であったといいます。つまり、初対面の相手と会ったとき、その人の**印象を決めるのは半分以上が「見た目」**ということです。

2010年のイギリスの医学雑誌に掲載された、睡眠不足と第一印象に関する論文があります。

実験では、18～31歳までの健康な23人を対象にそれぞれ1人につき次の2種類の写真を撮影しました。

①8時間以上の睡眠をとり、翌日の14～15時に撮影
②5時間睡眠＋翌日は徹夜をして、その翌日の14～15時に撮影

その後、その2枚の写真を65人の評価者にランダムな順番で6秒ずつ見せ、評価の項目の「健康度」「疲労度」「魅力」などをそれぞれ数値で評価してもらうという実験でした。

結果はご想像のとおりです。

睡眠不足の写真のほうは、健康度と魅力度の得点が低く、疲労度の得点が高くなりました。つまり、たった1〜2日間睡眠不足になっただけで、

「不健康そうな人」

「魅力的ではない人」

「疲れている人」

という印象を相手に与えてしまうということになったのです。

さらに、睡眠不足の状態では無意識のうちに表情も乏しくなります。

どんなに自分が「元気で健康です！」「集中して頑張ります！」と言ったところで、見た目からは無言の「疲れている」メッセージが相手に発せられているので、相手にとっては不安材料となる印象を与えかねません。

これは、**ビジネス・婚活・面接など、あらゆるシーンで大きなマイナスになります。**

睡眠が足りている人は睡眠不足の人と比べて、相手に「知的である」という印象を与えるという研究結果もあります。

起床後は必ず自分の顔を鏡に写し、一晩の**眠りの答え合わせ**を行ってください。シャキッとした顔で朝を迎えられていなければ、それは睡眠に何かしらの問題があるというサインです。

「この一瞬が勝負を決める」

そんな時が、仕事でもプライベートでも必ずあります。そして**絶好のチャンスはたいていの場合「突然」やってくるものです。**その好機を逃さないためには、普段から適切な睡眠をとり、**好感のもてる第一印象**を相手に残せるように準備しておくことが大切です。

眠るだけ！ の最強ダイエット

「寝不足は肥満のもと」

こう聞いたことがある方も多いのではないでしょうか。

これは本当です。**睡眠不足は食欲を高め、**しかも**高カロリーで太りやすい食べ物への欲求が強くなる**ことが明らかになっています。

２００８年カナダで行われた研究では、
①短時間睡眠者（5～6時間）
②標準的睡眠者（7～8時間）
③長時間睡眠者（9～10時間）
に分類し、6年後の体重、ウエスト、体脂肪率の変化を比較しました。すると体重、ウエスト、体脂肪率全てにおいて、睡眠時間が①短時間でも③長時間でも高くなり、

②の**7〜8時間睡眠者が最も変化が少ない**という結果が報告されました。
またコロンビア大学の研究グループが追跡調査を行った研究では、7〜9時間睡眠者の人と比べ4時間以下の睡眠者は肥満度が73％も高く、5時間睡眠者の肥満度は50％も高いというものでした。

睡眠不足が肥満につながるのには、血液中のホルモンの働きによるものと考えられます。スタンフォード大学医学部の30〜60歳の男女1024名を対象とした調査では、8時間睡眠者と比べて5時間睡眠者では血中グレリン（食欲を増進させるホルモン）が14・9％増加し、血中レプチン（食欲を抑制するホルモン）が15・5％減少することが判明しました。

また、健康な20代男性12名を対象に、
①4時間睡眠で2晩過ごした後
②10時間睡眠で2晩過ごした後
で、食欲に関するホルモンの変化と食べ物の嗜好について調べたシカゴ大学の実験では、①は②に比べてグレリンは28％増え、レプチンが18％低下するという、**睡眠不**

足が食欲増進に明らかに関わっているるという顕著な結果が出ています。

その実験では、4時間しか睡眠がとれなかった後は10時間睡眠の後に比べてただ食欲が増えるだけでなく、ケーキやクッキー、アイスクリームなどの甘いスイーツや、ポテトチップスなどの塩気や脂質の高いもの、パンやパスタなどの炭水化物に対する欲求が強まるという傾向がみられたのです。

その他、ペンシルベニア大学の研究報告でも、徹夜をすると8時間眠った人たちよりも**高脂肪な食事メニューを選ぶ**ことが指摘されています。

いずれの研究においても、睡眠不足は食欲を高め、肥満につながることを明らかにしています。実際に睡眠時間が短い人は、1日あたり350~500キロカロリー余分にカロリー摂取をしているという指摘もあるほどです。

肥満の原因の一つとなりうる便秘についても睡眠との関連性から調査されており、便秘や下痢、腹痛が繰り返し起こる「過敏性腸症候群」の人は、便通の問題がない人に比べ、睡眠があまり良質ではないという結果が報告されています。

とはいえ、少し前までは「寝るとブタになる」という概念が皆の共通認識として存在していました。しかし、これは現在、科学的に完全否定されています。

正しく眠ることは、食欲の中枢が整い、正しい食生活の実現を後押しすると同時に、身体の代謝をサポートして**「健康的で痩せやすい身体」をつくってくれるのです。**さらに、きちんと眠れていると活動意欲が湧くので、身体活動量が増え、エネルギー燃焼に貢献します。

「頑張ってダイエットを続けているけれど成功しない」
「ストレスが溜まってしまってダイエットがうまくいかない」
「食欲が抑えられない」
「もうダイエット生活とはサヨナラしたい」

そんな人は、一度だまされたと思って、睡眠時間を確保する生活パターンを取り入れてみてください。

「ぐっすり眠ること」がダイエット成功への最大のミッションなので、苦しい運動や食事の我慢といったストレスがかかることはなく、またサプリメントや器具の費用もかからないため、心身にもお財布にも優しい夢のようなダイエット法といえます。

食事の内容から良質な睡眠にアプローチをするという、興味深い睡眠とダイエットに関わる研究報告もありました。アメリカの大学が行った研究では、タンパク質をたっぷりと摂るダイエットを行うと、**結果として睡眠の質も向上する**という報告をしています。

まず1つ目の実験では、タンパク質を多めに摂っていた14人の被験者の減量4週間後に睡眠の質がよかったことがわかりました。

2つ目に行った実験では、過体重か肥満の被験者44人を対象にして2群に分け、1群には普通のタンパク質量（体重1キログラムあたり0・8グラム）のダイエット食を、もう1群には高タンパク質（体重1キログラムあたり1・5グラム）のダイエット食を16週間に渡って摂ってもらい、毎月睡眠の質を評価することにした結果、高タンパク食群の人は、3ヶ月目と4ヶ月目に睡眠の質が改善したことがわかったのです。

肉類や魚類、大豆製品、乳製品、卵などの**タンパク質に含まれる必須アミノ酸のトリプトファン**は1980年ごろから睡眠改善効果について調べられており、これまでの研究でもトリプトファンの摂取が入眠潜時を短縮する（寝付きがよくなる）ことが明らかになっています。ただし、3グラム以上の摂取が必要とされ、そのような量を一度に摂ることができる食材は残念ながら存在しません。しかし、長期に渡ってトリプトファンを含む食材を摂取した場合、睡眠改善効果があるという説もあり、今回の実験においても16週間という期間を設けたことで睡眠改善という結果につながったのではないかと予想されます。

睡眠時間をきちんと確保してぐっすり眠り、タンパク質をしっかりと摂ることが、結果が出るダイエット成功への最短距離です。ダイエットのために費やしてきた時間を、まずは眠る時間に変えてみましょう。

「寝る大人」は若返る

なぜ睡眠をきちんととることで「見た目」がよくなり、活き活きとした身体を手に入れられるのでしょうか？ その答えは睡眠に関連する2つのホルモン、**「成長ホルモン（GH）」**と**「メラトニン」**にあります。

成長ホルモンは、いわずと知れた「天然の美容液ホルモン」とも呼ばれるホルモン。睡眠前半の徐波睡眠（深い睡眠）時、特に第一周期に最大の分泌量を示すことから、この間は成長ホルモンシャワータイムといわれることもあります。**成長ホルモンは身体の成長だけでなく、細胞の修復、疲労回復、タンパク質合成、新陳代謝の促進に重要な役割を果たしている、健康と美容に欠かすことのできないホルモンなのです。**

子供の頃は成長ホルモンの分泌が盛んなので、まさに「寝る子は育つ」という言葉そのままですが、成長した大人にとっても、日中受けた肌や身体のダメージを修復・

再生を促し、**「抗加齢」**の働きをしてくれることがわかっています。

そのため、成長ホルモンは大人にとっても非常に重要。きちんと眠ることで「寝る大人は若返る」というスローガンが出来上がるわけです。しかし、残念ながら成長ホルモンの分泌量は18～20歳をピークに、加齢とともに減少していってしまいます。

昔から「22時～2時がお肌のゴールデンタイム」といわれてきましたが、これはまだ社会がここまで24時間社会になる前、22時頃には皆が就寝していた時代の話。諸説ありますが、22時に寝れば、大体2時頃までが成長ホルモンシャワータイムだということで広まったという説も。しかし、このタイムスケジュールは現代社会には当てはまりませんので、睡眠都市伝説のひとつとしてカウントしてよいでしょう。

そもそも、成長ホルモンの分泌は時間に依存しておらず、**何時に寝ようが「寝入って最初の深い眠りの際に多量に分泌される」**とされ、就寝時刻に左右されて分泌量が変化することはありません。また、医学学術誌「ランセット」に掲載された論文によれば、なんと徹夜をしてもその分昼間に成長ホルモンは分泌されることがわかったのです。

とはいえ、就寝中に分泌されたときと同じような働きや効果を果たしてくれるかどうかはわかりませんし、決して徹夜をしてもよいということにはなりません。事実、睡眠の分断や妨害により集中的な分泌が阻害され、効率的に身体を回復する働きが低下するという報告もあります。

一方、メラトニンは朝目覚めてから14～16時間後に脳の中にある松果体という場所から分泌され眠気をもたらす物質で、別名「睡眠ホルモン」と呼ばれています。

夜から分泌され、2～3時に分泌のピークを迎えて朝には抑制されることから「ドラキュラホルモン」とも呼ばれることも。夜に分泌されることで「おやすみ」信号となり、朝に分泌が抑制されることで「活動」信号となる役割を果たしてくれています。

メラトニンには体温を下げる効果や、呼吸や血圧を安定させリラックスモードの副交感神経を優位にする働きがあるため、分泌されることで穏やかにおやすみのスイッチを入れてくれます。

このメラトニンは眠りを促すだけでなく、**強力な抗酸化力がある「アンチエイジングホルモン」**でもあり、その効果は抗酸化ビタミンとして知られるビタミンCやビタ

睡眠中のホルモンリズム

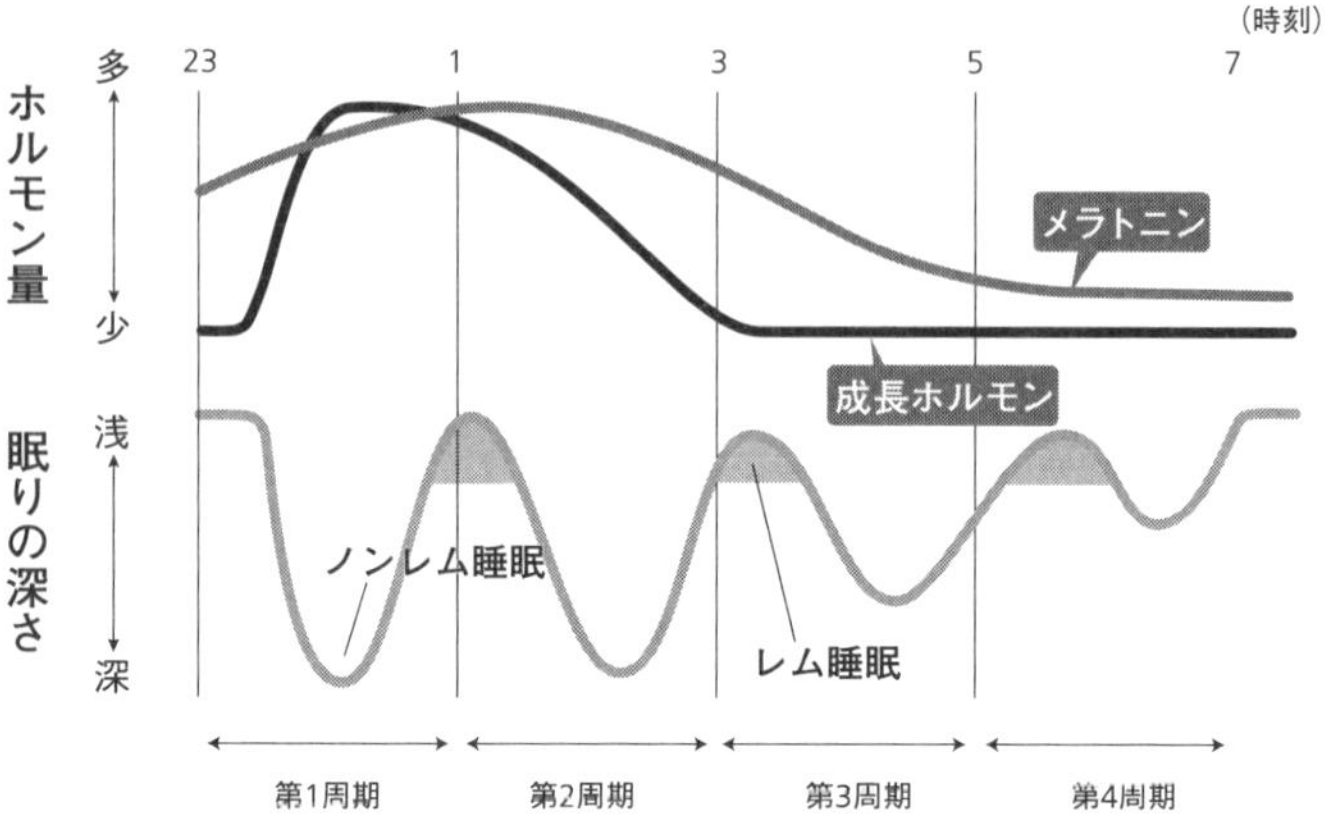

ミンEを上回るといわれているほどです。

また成長ホルモンはメラトニンによっても分泌が促されるといわれているため、**「メラトニンの分泌が多くなっている時間帯に深いノンレム睡眠をとる」**のが最も理想的なスリープスケジュールだと考えられます。

つまり「(成長ホルモンが分泌される)深いノンレム睡眠に入る時間帯」と「メラトニン分泌が最大になる時間帯」という、**2つのポイントが重なるように就寝する**ことが大事になるということですが、メラトニンは時間に大きな影響を受けて分泌されるホルモンなので、やはり夜更かし、ましてや徹夜は完全にレッドカードなのです。

また、寝不足が続くと身体の抗酸化力が弱まり、体内の細胞組織が老化を促進する活性酸素によるダメージを受けやすくなってしまいます。すると、様々な組織が錆びてしまう、いわゆる「酸化」の状態になり、細胞レベルから老化スピードが加速してしまうのです。

肌や髪などの見た目にわかる老化だけでなく、血管や内臓などの機能が老化してしまうと動脈硬化や脳卒中、心筋梗塞などのリスクも高まってしまうため、とても危険です。

常にベストな自分でいるためのベースには「睡眠の力」が欠かせません。

寝不足な状態を軽視せず、睡眠時間をしっかりと確保するためのスケジューリングを組むようにしましょう。

快眠戦略 1

食事

日中の意欲的な活動と良質な睡眠のためには、1日3回の食事の内容が非常に大切になります。ここでは、快眠のためにはいったい何を食べたらよいのかをご紹介していきましょう。

【朝食】

朝食は起床後1時間以内に。毎日の食事のタイミングは**1時間以上ズレが生じないようにしましょう。**

最近では朝食を食べない人が増えていますが、朝食を抜いてしまうと時計遺伝子から「飢餓の危険信号」が出され、通常昼間は「消費モード」になる体が夜の「溜め込みモード」のままになり、**1日中エネルギーを消費しにくい体**になってしまいます。

特に朝食で食べたいものといえば、**「タンパク質」**です。

タンパク質に含まれる**「トリプトファン」**という物質は、日中の意欲的な活動を後押しする神経伝達物質である**「セロトニン」**の原料となるもので、さらにセロトニンは夜になると脳の松果体にて眠りを促す働きのあるホルモンである**「メラトニン」**に変換されます。

トリプトファンは必須アミノ酸の一種で、体内で合成できないため食事から摂る必要のある成分です。トリプトファン不足はセロトニン不足に直結し、セロトニン不足はメラトニン不足につながるため、しっかりと補給することが必要になります。

◎トリプトファンを含むタンパク質が豊富な食材の例……
乳製品、卵、大豆製品、赤身魚などの魚介類、肉類、アボカド、バナナ、ナッツ類等。

さらに、セロトニン生成に必須の栄養素で、脳へと運ばれたトリプトファンと合成される**「ビタミンB_6」**と、トリプトファンを脳へ送り込む働きをする栄養素である**「炭水化物」**の2つの成分も欠かせません。

つまり、良質の睡眠にはバランスのよい食事が必要ということになるのですが、朝はとにかく忙しい時間帯。丁寧に料理をしているヒマなんてありませんよね。ついつい脂質分の高い菓子パンやお菓子を頬張るというような朝食習慣になっている人も多いのでは。

そんな人におすすめの食べ物は**バナナ**です。

昔から効率よく栄養を取れる食べ物として知られるバナナには、実はこの３つの成分（タンパク質・ビタミンB_6・炭水化物）がすべて含まれているのです。

バナナであれば手軽で安価に食べられるので、朝食習慣としてぜひ取り入れてみてください。

さらに、３分もあれば簡単に作れる「手もみジュース」もおすすめです。

食材をひと口大のサイズにちぎって袋の中に入れ、材料をビニール袋に入れたら約１分間、袋の上から手で揉むだけで美味しくて栄養たっぷりのフレッシュジュースが出来上がります。

具材はバナナをメインに、アボカドやキウイ、ベリー類、豆腐、トマト、レモン汁などをお好みの組み合わせや味のバランスで選びます。そこに、豆乳やヨーグルト、飲むヨーグルトなどを加え、トッピングにハチミツやきな粉、すりゴマなどもプラスしたら完璧です。

【昼食】

昼食はできるだけ**13時まで**に摂るようにしましょう。

また、単品ではなく**定食を選んで**バランスよくしっかり食べるようにしましょう。

【夕食】

夕食は、食べる時間が非常に重要になります。

就寝時刻から逆算して**3~4時間前**までに食べ終えておくのが理想なのですが、現実は帰宅後、21時以降になってしまうという方も多いことでしょう。中には「23時頃にやっと夕食にありつける」とおっしゃる方もいますが、これはもはや「夕食」ではなく、「夜食」の域に入ってしまいます。

なぜ就寝の3~4時間前に食べ終えていないといけないのでしょうか。それは、食べたものを消化するのに少なくともそのくらいの時間がかかるからです。

スムーズな眠りに入るとき、私たちの深部体温はなだらかに下がっていき、副交感神経のスイッチが入って全身がリラックスモードになっています。ところが、食べたものを消化しようと胃腸などの消化器官が活発に働き始めると、せっかく下がりはじめた深部体温が上昇し、**スムーズな入眠を妨げてしまう**のです。

ですから就寝直前の食事を控えることは、消化管や内分泌系を休ませる意味で、とても重要なのです。

もし、どうしても遅くなってしまう場合は、**夕食を2回に分ける「分食」**を取り入れる方法がおすすめです。18時〜19時頃、残業の合間などに10分程度時間をつくっておにぎりなどお腹に溜まるものを食べましょう。そして、帰宅後には消化によいスープや温野菜、ヨーグルトなどを少量食べ、お腹を満たします。

ここで、どうせ寝るのだから、食べずに我慢して就寝してしまおうと考える方も多いのですが、実は、人は空腹過ぎても眠れません。動物において空腹時は緊急事態であり、覚醒レベルを高めて食物を狩るための行動を起こす必要があるためです。

空腹時は覚醒維持をコントロールする神経ペプチドである「オレキシン」が増えることで覚醒レベルが高まるのですが、逆にお腹がいっぱいになるとオレキシンの放出が減り覚醒レベルが下がります。これが「食後は眠くなる」の正体なのです。

快眠戦略 2

入浴

入浴は快眠に直結する大切な習慣です。ただし、快眠促進のための入浴法には次の3つのルールがあります。

- **ぬるめの温度（38～40度）**
- **入浴時間は20分程度**
- **全身浴**

この3つのルールに従うことで、交感神経の興奮をしずめて副交感神経を優位にし、気持ちが鎮静化に向かっていきます。

身体をじっくりと温めることで深部体温（脳や身体の中心、内臓の温度）は0・1度ほど上昇するといわれており、この軽く上がった体温が就寝に向けて下降することで、とてもスムーズに睡眠モードへと移行することが叶うのです。

入浴の時間帯で理想なのは、**就寝60～90分前**。もしも「熱いお湯でないと入浴した気がしない」という方は、就寝2時間以上前に入るようにしてください。熱いお湯での入浴は心拍数、血圧、発汗量を上げ、激しい運動をしたときと同様に交感神経を優位にしてしまいます。けれど、早めに入っておくことで、就床するまでには身体も落ち着き、休息モードに切り替わっているはずです。

また、中にはお風呂にはつからずシャワーだけですまされる方もいらっしゃいますが、シャワーだけでは快眠を後押しするには役不足です。ぜひ**入浴と快眠はセット**と考えましょう。

反対に、**朝はシャワーがおすすめです。**

朝のシャワーでは、**お湯の温度を40~42℃と高めに設定**し、3~5分間程度全身に浴びます。シャワーの水圧は手や足など身体の末端部から、お腹や胸など身体の中心部に向かって浴びるようにすることで、血液やリンパの流れが促進されて活動モードのスイッチがオンになります。

朝シャワーには**コーヒーを飲むよりも高い覚醒効果があります**ので、どうしても朝シャキッとできないという方は、ぜひ習慣として取り入れてみてくださいね。

快眠戦略 3 運動

日常的に運動をしている人は、運動習慣が全くない人に比べると、深い眠りに入りやすいということが明らかになっています。

日中、運動の実施などで積極的に疲れることで、身体の内部環境を常に一定な状態に保とうとする機能の働きである「恒常性維持機構（ホメオスタシス）」が働いて眠気が訪れることが、運動が快眠を促進してくれる１つ目の理由です。

２つ目は、運動することで体温が上昇し、その後、休息モードに切り替わる段階で体温が下降するその落差で眠気が訪れるというメカニズムです。

では快眠につなげるには、運動をどのように取り入れるのがよいのでしょうか。

まずは時間帯。体温が最も高い**19時前後**に行うというのが非常に重要です。

この時間帯は体温が１日の中でも最も高く、覚醒レベルがとても高いので、眠ることができない**「睡眠禁止帯」**とも呼ばれています。運動のゴールデンタイムと言ってもよいでしょう。

時間は20～30分程度がベストで、激しすぎない内容にしてください。

運動習慣は「習慣化」させることが最も大事なので、運動が苦手な方は、まずは自分で「これなら続けられる」と思うものから始めてみるのがおすすめです。

なかなかまとまった時間を確保できない場合は、帰宅する際に**「ひと駅分、早足で歩く」「エスカレーターではなく階段を使う」**など、日常の生活の中に無理なく落とし込めるものを考えてみましょう。

最近では24時間オープンのジムなども増えていますが、**快眠の点から考えると21時以降の運動はおすすめできません。**せっかく身体が休息モードになる準備を始めているのに、そこで運動をしてしまうと交感神経が優位になり、かえって眠気が遠のいてしまうからです。

ですから、残業で遅くなった日は汗をかくような激しい運動は避け、自宅でストレッチをしたり、ヨガをしたりするようにしましょう。

また、朝の運動もおすすめできません。実は**朝は運動するのに最も向かない時間帯**なのです。

朝は体温がまだ十分に上がっていませんし、脳もまだ完全に目覚めていないため、筋肉や神経へうまく指令が伝わらず、体がスムーズに動かない状態。さらに、朝は血圧の状態が極めて不安定で、脳卒中や狭心症などを大変引き起こしやすいので、健康を阻害するリスクがとても高く、危険です。

実際に朝のスポーツで脳や心臓の発作を起こす人は少なくありません。ジョギングの提唱者として知られ「ジョギングの神様」と呼ばれたジム・フィックスも、朝のジョギング中に心筋梗塞を起こし52歳の若さで亡くなっています。

このような健康リスクの他、朝に運動することで一気に体温を上げると、その後体温が下がる過程で眠気が襲ってきますから、昼間のパフォーマンス低下につながる可能性があるのです。

運動習慣はやみくもに取り入れるのではなく、実施する時間を念頭において行うことで、健康や快眠につながる嬉しい効果をより強く実感できるようになります。

ここまでのポイント

◉ 毎日の「ちょっと寝不足」が、あなたの能力を下げている！

◉「睡眠負債」の返済で、心身のパフォーマンスを上げよう！

◉ 一般的には7時間程度の睡眠がベスト！

第２章

「正しい睡眠で脳力強化」のメカニズム

睡眠は脳を守る

もともと睡眠は、人間が進化の過程で獲得してきたものと考えられています。昼行性である人間は、翌日狩りに出掛けるためのエネルギーの蓄積を行うために、夜は活動水準を低下させてエネルギー消費を抑える必要があったのです。

さらに人間の場合は、他の動物と比べて脳が著しく発達したことから、睡眠の構造も複雑化してきました。

睡眠には「脳をつくる・脳を育てる・脳を守る・脳を修復する・脳をよりよく活動させる」という重要な役割があります（脳はおおまかに分けると大脳と脳幹になり、ここでいう脳とは主に大脳のことです）。

まず、「脳をつくる・育てる」という役割は、発育途上の課程において、非常に重要なプロセスです。赤ちゃんは1日の大半の時間を眠って過ごしていますが、これは脳を育てるのに必要な時間だからだと考えられています。

ある程度胎児脳が形成されると、幼児期から学童期、そして青年期前半にかけて今度はそれを着実に育てていくために睡眠は重要な役割を果たします。胎児から赤ちゃん、思春期へと十数年という時間をかけて、脳は成熟していくのです。

さらに成熟した私たちにも、「脳を守る・脳を修復する」ための適切な睡眠が必要となります。

昼間の覚醒している間、脳は莫大なエネルギーを使って活発に働き続けています。脳の重量は体全体の約2％しかないにも関わらず、エネルギーの消費量は安静時であっても18％にまで及ぶほど。多量のエネルギーを消費し過熱状態にある脳の神経細胞「ニューロン」を休息させて脳を守る役割と、覚醒中に発生した活性酸素を除去し、脳の機能を回復させて修復する役割が必要不可欠なのです。

筋肉疲労であれば、しばらく安静にしていれば一定の回復効果が得られますが、**疲労した脳を回復させるためには睡眠以外に方法はありません。**

高度に脳が発達した私たち人間は、毎日何時間もの睡眠をとらないと十分に脳を回復させることができないのです。

携帯やパソコンなども充電せずに使い続けていたら、いつかはバッテリーがなくなって、起動しなくなってしまいますよね。高機能・高密度のコンピューター構造になっている脳もそれと同じです。睡眠というメンテナンス時間をもたずに脳をフル稼働させていると、過度な負担がかかり、いつかはオーバーヒートしてしまいます。

脳は他の器官や運動機能、言語機能、自律神経、ホルモンなどをコントロールし、思考や感情を司り、全身に様々な司令を出している「生命の司令塔」としての働きを担っており、万が一脳が損傷してしまうようなことがあれば、正常な身体活動や精神活動ができなくなり、生存の危機に陥ってしまうこともあります。

また、**睡眠不足では正しい判断や司令、冷静な思考力などが奪われ、精神面、身体面、行動面など、あらゆる方向にダメージが現れてしまいます。**

特に、人間が人間らしくあるための機能の大部分に関与している脳の前頭連合野（前頭前野）という部分の働きが低下することは、次の図にあるようなありとあらゆる生活行動に悪影響を及ぼします。

倫理的思考・創造的思

記憶を適切に引き出して論理的に思考する、創造的に物事を考え出すなど。

認知・実行機能

状況変化への柔軟な対応、意思決定、判断、不必要な行動への抑制など。

情動・動機づけ機能

目標達成意欲、やる気・気合いを入れる、自己・他者を評価する、周囲の空気や他人の感情・思考を読む、自分の感情をコントロールするなど。

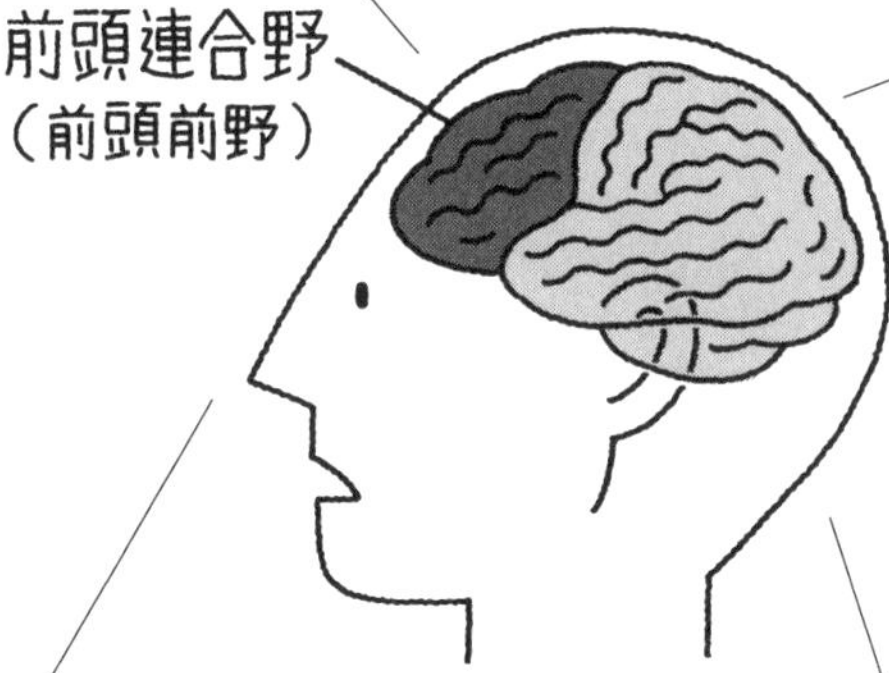

注意維持機能

覚醒を維持し、比較的単純作業でミスをしないよう注意を維持する。

記憶や学習に関連する機能

記憶の固定、不必要な記憶の消去、記憶の引き出し、記憶の整理や索引の作成

レム睡眠時は脳の情報処理タイム

睡眠には性質の異なる**「レム睡眠」**と**「ノンレム睡眠」**の2種類があり、睡眠中の心身状態も対照的な違いを示しています。

1953年、先に発見されたのは「レム睡眠」。レム（REM）とは「Rapid Eye Movement」の頭文字をとったもので、その文字のとおりレム睡眠中には急速な眼球運動が起こっています。一晩に20～25％程度出現しますが、ただし、この出現率は年齢によって異なるという特徴をもっており、新生児であればレム睡眠が約50％を占めるといわれています。

レム睡眠時は大脳が活発に働いて夢を見ていることが多いのですが、「身体の休息」と呼ばれることもあるほど**ほぼ全身の筋肉は完全に弛緩して動かない状態**になっています。

なぜレム睡眠中は身体が動かないのでしょう？

レム睡眠とノンレム睡眠

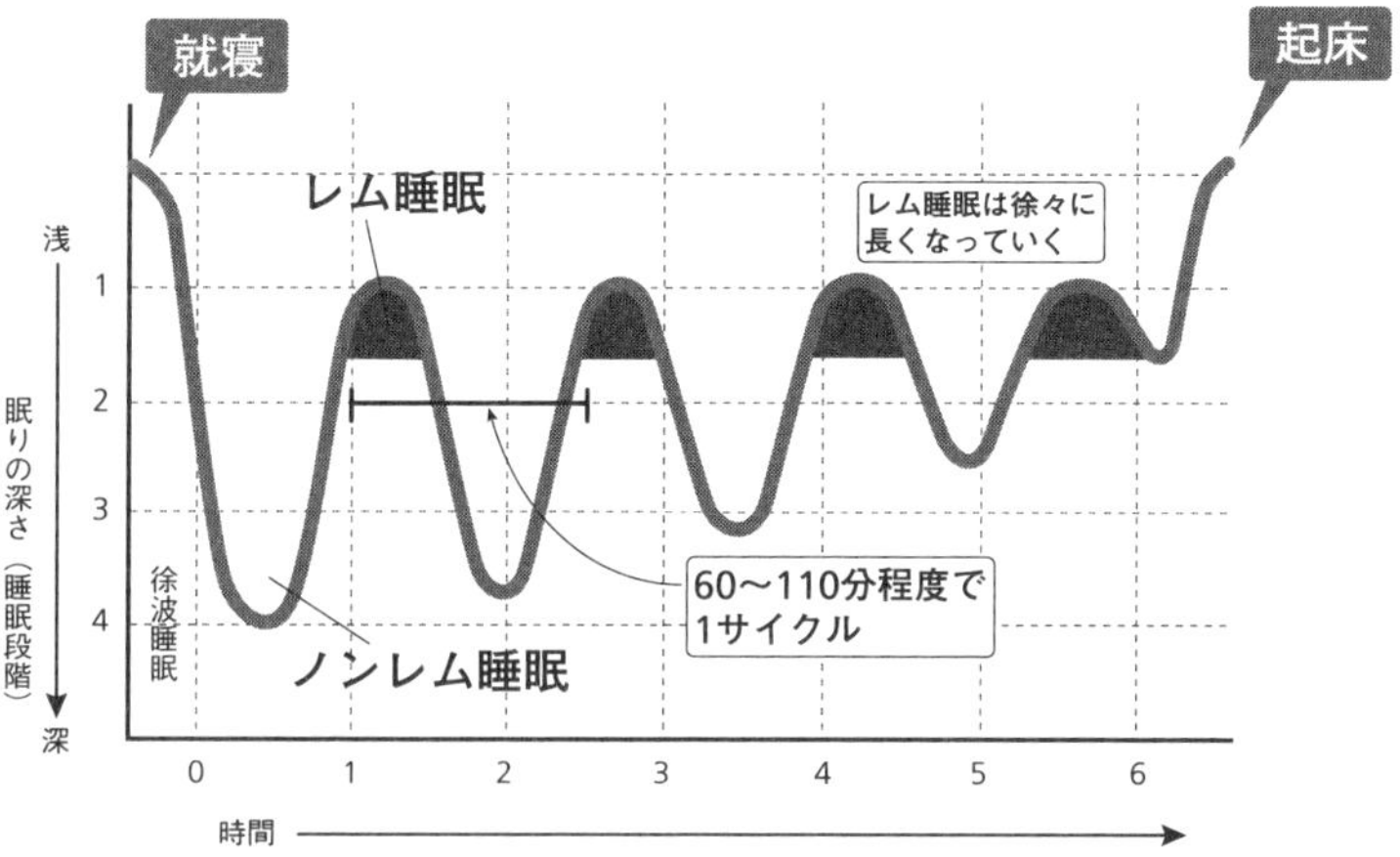

特徴

レム睡眠
↓
身体の休息
（浅い眠り）

レム睡眠
・脳は活発に働いているので夢を見ることが多い
・ほぼ全身の筋肉は弛緩して動かない
・覚えたことを脳に定着させる

ノンレム睡眠
↓
脳の休息
（深い眠り）

ノンレム睡眠
・脳機能が低下し、疲労回復が行われる
・ノンレム睡眠時に成長ホルモンが集中的に分泌される

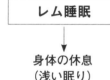

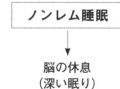

それは「夢の行動化」を防ぐことがあります。もしもレム睡眠中に身体が自由に動く状態で夢を見ていたら、その夢の中で起こしているアクションがそのまま現実でも起こってしまう可能性があるからです。

例えば、「殴り合いの喧嘩をしている夢を見て隣で眠っているパートナーを殴ってしまった」「ダイビングをしている夢を見てベッドから転落して打撲や骨折をしてしまった」「ボクシングの練習をしている夢を見て壁や家具を殴打して自分自身を怪我させてしまった」など、本人の意思とは全く関係のないところで危険が起こってしまいます。

こういった行動は、「睡眠に関連して起きる望ましくない身体現象」として定義づけられている睡眠時随伴症での一種で、**「レム睡眠行動障害」**といいます。

行動だけではありません。通常の寝言は聞き取れないレベルのものが多いですが、レム睡眠行動障害の場合は怒鳴る、叫ぶ、笑う、などはっきりとした寝言であるケースが多く、このような異常な言動はレム睡眠の割合が増える睡眠後半に多く見られます。

レム睡眠には脳の**「情報処理タイム」**、**「思考や感情の整理タイム」**としての役割も備わっています。記憶の整理や学習と密接に関係しており、記憶や情報処理活動を強化してくれる働きがあるのです。

昔は「受験勉強は寝る間を惜しんで勉強するほうがよい」とされていましたが、今は異なり、**覚えたことを記憶としてしっかり脳に留めるためにはレム睡眠が必要**だということがわかっています。

そして、情緒処理機能や感情の整理機能が調整されることで**健全なメンタルを維持する**サポートが行われます。

つまり、レム睡眠は身体を休ませ、昨日学習したことを記憶として脳へ刻み込み、翌日心身ともに健康で高い生産性を発揮するために欠かせない眠りであるということです。

よく心霊現象として考えられている金縛りも実はレム睡眠に関係していて、科学的に説明できることが明らかになっています。

金縛りは睡眠の専門用語では「睡眠麻痺」と呼ばれる症状。

睡眠途中のレム睡眠が始まる直前や直後に何らかの理由により睡眠が中断すると、

再入眠する際にノンレム睡眠からではなくレム睡眠からスタートする場合があり、そのようなレム睡眠期、またはレム睡眠中に中途半端に覚醒してしまうような時に金縛りは起こります。

レム睡眠中は前述したとおり、全身の筋肉は弛緩しており動かない状態にある一方で、脳や自律神経は覚醒時と近い状態になっていて、ぼんやりではありますが意識系統は働いていています。さらに、レム睡眠中は自律神経の活動が安定せず、心拍数、血圧、呼吸の変動が激しくなっており「自律神経の嵐」とも呼ばれているので、心臓がドキドキしたり、呼吸が浅くなったりといったことが起こりやすく、このような現象が恐怖感や不安感を抱いたときと共通の認識として脳に伝わり、心霊ストーリーを作り上げてしまうのです。

疲労や精神的、あるいは肉体的なストレスがあるときや、生活が不規則で身体のリズムが乱れている場合に睡眠は中断されやすくなるため、金縛りも発生しやすくなると考えられています。

ノンレム睡眠時は脳と身体のリカバリータイム

「ノンレム睡眠」はレム睡眠ではないという意味です。

深さによって4つのステージに分かれており、ステージ数（睡眠段階1、2、3、4）が大きくなるほど深い睡眠を示し、睡眠段階3や4は「徐波睡眠」あるいは「深睡眠」と呼ばれている**深い睡眠の状態**です。

ノンレム睡眠中は脳機能が低下し、脳の疲労回復が行われています。

ノンレム睡眠中はレム睡眠とは真逆で、呼吸や心拍数、血圧、自律神経系の機能などはすべてスリープモードになっています。そして、深いノンレム睡眠時の「徐波睡眠」のときに、身体のリカバリーに欠かすことのできない「成長ホルモン」が集中的に分泌されるため、**ノンレム睡眠は「脳と身体のリカバリー」において非常に重要な睡眠**なのです。

「90分神話」に科学的根拠はない

一晩の間にレム睡眠、ノンレム睡眠の2つの睡眠が交互に入れ替わり出現し朝を迎えますが、その出現は単調な繰り返しではありません。

まず眠りはノンレム睡眠ステージ1から始まります。その後、ステージ2を経て徐波睡眠へと入っていき、その後再びステージ2、ステージ1を辿りレム睡眠へと入るという睡眠周期を一晩に4～5回繰り返します。

この1サイクルの周期時間に関して、これまでは「1サイクル＝90分」という説がまことしやかにいい伝えられており、すっきり目覚めるのには「90分の倍数で起きればよい」などといわれてきました。しかしこの周期時間には個人差があり、**約60分～110分程度の範囲で変動がある**ことがわかっているので、90分という周期時間に科学的な根拠はないのです。

睡眠と体温の密接な関係

睡眠・覚醒のリズムには、体温のリズムが密接に関わっています。

まず、体温には**皮膚温と深部体温**の２種類があります。これらの体温にはリズムがあり、個人差はありますが、**深部体温は午前４時～５時頃に最低値となり、19時～20時頃に最高値となるリズムを刻んでいるのです。**

この体温のリズムは眠気と密接に関係しており、最低温度付近では強い眠気に襲われ、最高温度付近は「睡眠禁止帯」といわれるほど覚醒レベルが高くなり、眠れない状態になります。21時頃からは徐々に深部体温が低下し、眠りの準備を始めます。深部体温は睡眠開始とともに急速に低下し、深い睡眠である徐波睡眠中は発汗が増え、深部体温はさらに下降します。

発汗には緊張や興奮しているときに手のひらや足の裏でかく精神性発汗と、暑さに伴い手のひらや足の裏以外の全身にかく温熱性発汗の２種類があり、睡眠中には後者である温熱性発汗が盛んになり、手の甲や胸部で活発になるといわれています。

このように、私たちは深部体温が低下することで眠りが誘発され、起床にかけて深部体温が上昇することで覚醒に向けて身体の準備をするという仕組みをもっているので、スムーズな眠気の誘発には深部体温の低下がポイントになるのですが、そのためには、手足の皮膚温が上昇することがポイントで、この上昇の大きさが睡眠と関連性をもつということがわかっています。

赤ちゃんを想像してみてください。眠たくなると、手足がポカポカしてきます。これはまさに自然な生理学的反応で、手の皮膚温は入眠期で1・5度上昇しています。手足を温めて末梢血管を拡張し放熱を盛んにするということは、スムーズな入眠を促すうえでとても有効な方略なのです。

しかし、ストレス社会にさらされ自律神経が乱れている大人は赤ちゃんのようにはいきません。

特に女性で多い冷え性の方は手足が冷たくなりやすく、熱を上手に逃がすことができないため深部体温を下げることができず、寝つきに時間がかかることが報告されています。

体温と睡眠の関係

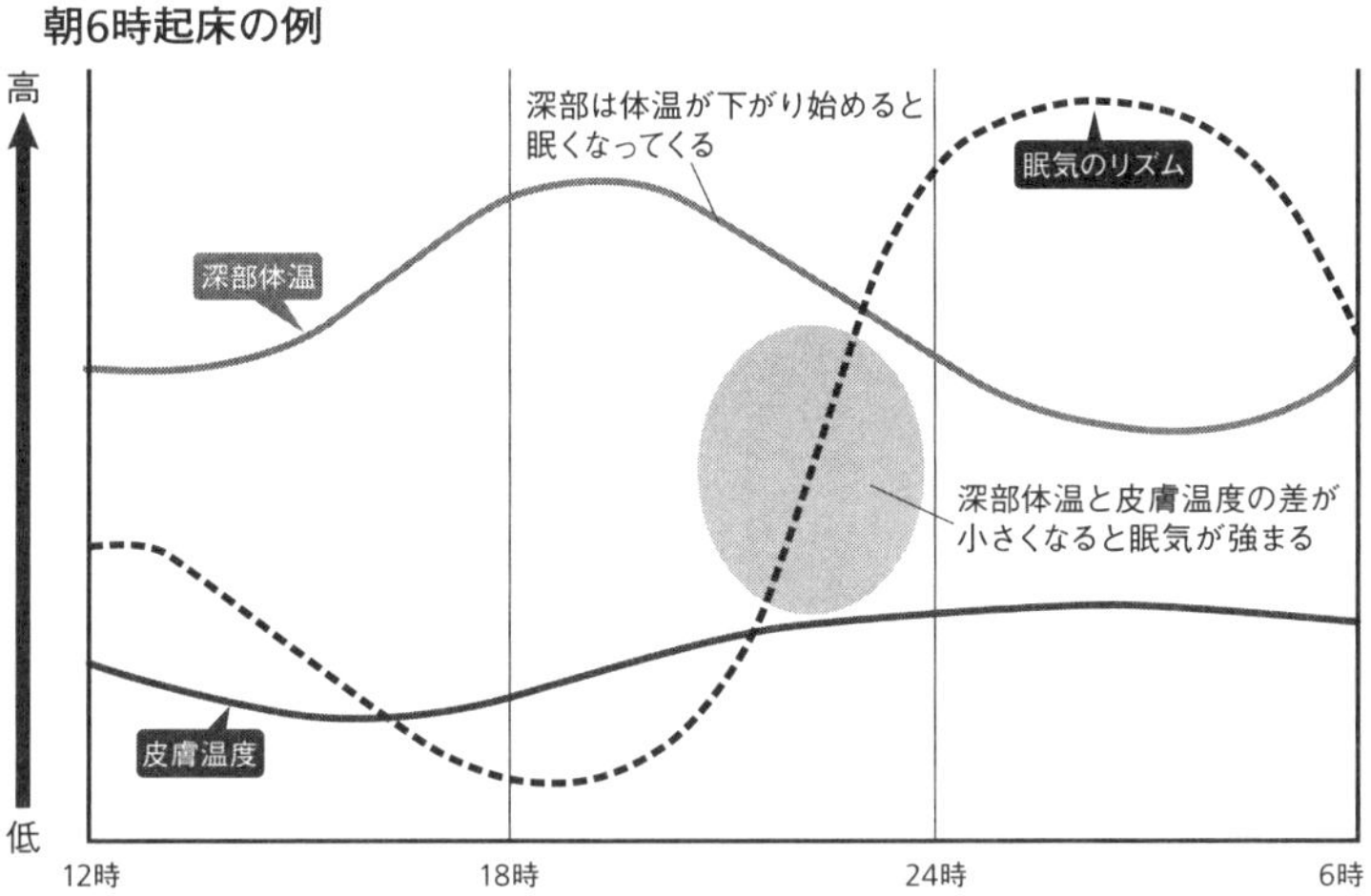

手足が冷えるという方は、43～45度程度の熱めのお湯で10分間足浴や手浴をするなどして、四肢を効率的に温めることで熱放散を促し、深部体温の低下を後押しする方法が手っ取り早く、おすすめです。

ここまでのポイント

◉脳疲労を回復させるのは
睡眠以外に方法はない！

◉「レム睡眠」と「ノンレム睡眠」には
それぞれの役割がある！

◉睡眠のリズムを知って、
効率的に眠ろう！

第3章

知らないと危ない、睡眠の新常識

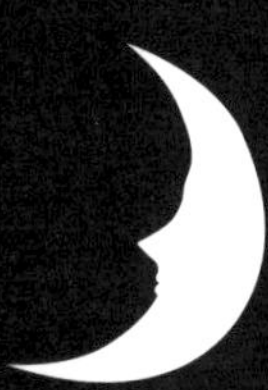

日本人の睡眠不足は世界最悪レベル

平成26年に厚生労働省が行った調査によると、日本人の**5人に1人は睡眠で十分に休養がとれていない**と回答しています。その割合は年々増加しています。

また最近の別の調査（平成27年「国民健康・栄養調査」）では、**約4割の人が1日の平均睡眠時間は6時間未満**だと回答しています。平成17年の調査では2割弱の割合でしたので、この10年間でさらに睡眠時間を削る人が大幅に増えたことがわかります。

日本人の睡眠時間はこうしてどんどん減っていて、現在では先進国26カ国中、**日本は2番目に眠らない国**であることが明らかになっているのです。1位は韓国ですが、その差は2分なので同率1位といってもよいでしょう（経済協力開発機構〈ＯＥＣＤ〉調査）。

では、なぜ日本はここまで「眠らない国」になってしまっているのでしょう。

厚生労働省が睡眠6時間未満の20歳以上の男女1220人を対象として行った調査結果によると、睡眠時間が妨げられる原因として男性は**「仕事」**を1位に挙げており、女性は**「家事」**が1位でした。ただし、女性の場合はその他に「仕事」や「育児」「介護」もあり、この結果から、女性は有職者であっても主婦であっても家族の中心となって動いているということが想像できます。

2015年の国民生活時間調査報告書によれば、男性よりも女性のほうが平日・週末ともに平均睡眠時間が短いことが明らかになっており、睡眠時間が短い順に挙げると、女性の平日↓男性の平日↓女性の土曜日↓男性の土曜日↓女性の日曜日↓男性の日曜日となっています。

2014年にOECDで行われた15~64歳女性の1日当たりの平均睡眠時間を比較した国際比較調査では、日本の女性の平均睡眠時間はOECD加盟国の中で最も短く、最も睡眠時間が長いスウェーデンと日本との時間差は、約1時間半もありました。

男性よりも女性のほうが睡眠時間が短い国は、OECD加盟国26カ国中、なんと日本とメキシコのみで、日本における睡眠事情は**女性にとって厳しい例外的な状況にある**ことがわかります。

「いつでもどこでも仕事できる」の弊害

現代における仕事のほとんどが、パソコンやネットワーク端末などを用いるものへと質的な変化を遂げています。こういったツールが誕生したことでデスクに縛り付けられることなく、自ら場所や時間を選択し業務を行うことができるという嬉しい利点が生まれました。

しかし一方で、いつでもどこでも働ける環境がつくられるため、労働時間と休息時間のメリハリがつけにくく、実はこれが**長時間労働・過重労働の原因の一つ**にもなっています。特に、帰宅後に仕事を行う「自宅残業」は、睡眠問題や精神的不調に影響を及ぼすことが指摘されています。

地下鉄でも、旅先でも、夜中でも、時と場所を選ばずに仕事ができる現代だからこそ、意識的に仕事から「心理的距離」をとることが必要になるのですが、なかなかスイッチの切り替えは難しく、**睡眠時間に食い込んで作業を続けている**人も少なくありません。

皮肉にも、ビジネスシーンに欠かせない便利ツールが次々と誕生したおかげで効率よく働けるようになったその裏で、長期間続く慢性疲労の原因が生み出されているというわけです。

働き方改革の一つとして、企業も積極的にテレワークを導入すべきとの国の動きもあります。育児や介護、または身体障害などで通勤が困難な人にとって、または職種によってもより効率のよい働き方ができるというメリットが多々ありますが、その場合でも、仕事が生活や睡眠時間に食い込んでしまわないように、十分意識する必要があるでしょう。

睡眠不足の副作用

1964年、ランディ・ガードナーという17歳の高校生がカフェインなどの覚醒作用のあるものは一切使用せず、11日間（264時間）断眠したという断眠最長記録が報告されています。

断眠2日目、彼は怒りっぽくなると同時に体調不調を訴え、さらに記憶に障害もみられ集中力がなくなり、テレビを見ることも困難になったそうです。

断眠4日目には妄想をきたすようになり、ひどい疲労感を訴えました。

断眠7日目には震えを呈し、言語障害も認められたそうです。

この挑戦から、一睡もしない状態を長期間続けると、**集中力低下・記憶障害・幻覚・妄想・言語障害など精神機能に変調を起こす**ということがわかります。

11日間の断眠後、ランディは15時間眠り続け、その後23時間覚醒した後は10時間半再び眠り続けました。**やっともとの生活リズムに戻ったのは、１週間後だそうです。**

このことからも、やはり睡眠は身体、精神、脳の回復に絶対に必要だと断言できます。

睡眠不足は知的生産活動の低下や情緒不安定などにつながり、個人だけでなく、社会全体の経済損失や社会的事件・重大なヒューマンエラーによる事故などを引き起こすリスクにもなりうるのです。

ハーバード大学のサイト「Healthy Sleep」によると、睡眠不足は**注意力とやる気、モチベーションを奪う**ということが記されています。

また、これまでの多くの研究で、睡眠不足は**人の反応を鈍くし、思考力・判断力・意思決定力・記憶などを低下させ、ミスや事故の可能性を高くする**ことがわかっていますが、同大学の研究で行われた睡眠不足と安全性に関する調査でも、24時間勤務のシフトが組まれた医学実習生の方が、16時間勤務のシフトが組まれた実習生よりも、重大な過ちを犯す可能性は36％も高く、さらに**患者の死につながる過失を犯す確率が300％も高くなる**ことが報告されているのです。

また、睡眠問題によって**仕事上の怪我の発症率は1・6倍高くなる**という報告もあります。国内の中小企業の労働者2800人を対象とした調査では、不眠のある群はない群と比較した際、不眠がある群は業務中の怪我の経験が多いという報告がなされました。

このように、適切な睡眠がとれていなければ、安全に働くため、あるいは能力を発揮するための仕事に求められる覚醒度が維持できないのです。

前に「睡眠不足の状態は〝ほろ酔い気分〟の状態と同じ」と書きましたが、実際にオーストラリアで行われた実験では、睡眠不足では**アルコール摂取時と同じように作業能力が低下する**という結果が報告されています。

起床後、昼寝もせずに17時間を超えると課題対応能力が血中アルコール濃度0・05%の酒気帯び運転と同等レベルまで低下することが明らかになっているのです（日本の飲酒運転の取り締まりでは、アルコール濃度は血中ではなく呼気で測るので全く同じではありませんが、日本では0・05%が逮捕されるレベルです）。

つまり、朝6時に起床した人の場合、23時まで仕事を続けてもほろ酔い気分で仕事をしているのと同じということ。そんな時に判断力、集中力を求めても、100%のパフォーマンスは期待できませんし、内容によっては事故につながるような危険な状態ともいえるのです。

実際、米自動車協会交通安全財団が行った研究では、7時間超の睡眠者と比べて、4時間未満の場合の事故発生率は11・5倍、4〜5時間だと4・3倍、5〜6時間だと1・9倍にまで増えることがわかっています。

第1章でもお伝えしたとおり、**6時間の睡眠でも2週間続いてしまうと丸1日徹夜した時と同じレベルの認知機能**になることが明らかになっており（P40参照）、睡眠をおろそかにしながら高い集中力と判断力・そして注意力を求められるハイパフォーマンスを発揮することは、**人間の生理学上無理である**ということが証明されているのです。

睡眠とサイレントキラー

海外で、ラットを眠らせないようにするとどのような症状が出るかの実験が行われ、結果は次のようなものでした。

・まず動きが少なくなり、体温を制御できなくなって震えなどが見られる。
・さらに代謝を調節できなくなり体重が著しく減少する。
・やがて、毛が抜ける、潰瘍ができるなどが起こって全身状態が悪化。
・免疫不全のような状態になり、断眠後3週間程度で感染症により死んでしまう。

このような実験で、生体時計によって適切に調整されている睡眠をないがしろにすると、サイレントキラーのように**ジワジワと、しかし確実に心身の健康を蝕んでいく**ことがわかります。

日本人の睡眠時間が圧迫されている背景の一つに過重労働がありますが、過重な労働が原因で発症した精神障害に関する労災保険給付の請求件数は、厚生労働省平成27年度「過労死等の労災補償状況」によると1500件を超えています。

また、精神疾患により医療機関にかかっている患者数は近年大幅に増加し、平成20年には323万人にのぼるとされ、厚生労働省の調査によれば、日本国内の精神障害による欠勤の労働損失は、9468億9400万円だそうです。

抑うつ症状と睡眠不足の関連性はこれまでも調べられており、1989年、米国にて7954名の地域住民を対象に1年間にわたり追跡調査した疫学研究では、調査開始時点と1年後の再調査時の両方の時点で眠れていなかった人々は、眠れていた人々と比べて**うつ病を発症する割合が約40倍も高かった**という衝撃の結果を報告しました。

現代の日本では、成人の5人に1人、つまり1500万~2000万人の人が睡眠に関する悩みを抱えているといわれていますが、睡眠障害がその後の精神状態に悪い影響を及ぼすことは、科学的にも指摘されています。

ジョンズ・ホプキンズ大学が卒業生1053名を平均して34年間、最長で45年間追跡調査したところ、学生時代に不眠を訴えた人は、その後うつ病を発症するリスクが高まっていたという報告がされているのです。

また、ノルウェーにて7万4977人を対象に行った20年間の追跡調査では、たまに睡眠に問題がある人の場合は自殺危険率が1・9倍、しばしば睡眠に問題がある人の場合は2・7倍、ほぼ毎晩睡眠に問題がある人の場合は4・3倍高くなるという結果が発表されました。

人の脳の最前部にある前頭連合野（前頭前野）という部分（P79の図参照）は意思決定、コミュニケーション、思考、意欲、行動・感情抑制、注意の集中・分散、記憶コントロールなど、人間性の根幹に関わる働きを担っており、さらに「心の脳」とも呼ばれる情動を司る脳の部位である扁桃体の働きを抑制させる働きもあります。しかし、睡眠不足だとこの部分の働きが鈍くなり、扁桃体の働きも抑えられなくなってしまうため、冷静で理性的な思考が失われて感情的になりやすくなってしまうのです。この前頭連合野の働きの低下と自殺には関連性があることが指摘されています。

WHOの報告によれば、**日常の健康な生活に支障をきたす疾患**として2004年の段階では第3位に位置するうつ病が、**2030年には第1位になると予測されており、**大きな社会問題としてその対策は急務です。

また、24時間社会がもたらす健康への影響も重要視されています。

夜間を含む交代勤務を月に3日以上行ってきた女性は、日勤の女性と比較して乳がんのリスクは1・36倍、子宮内膜がんのリスクは1・47倍、直腸がんのリスクは1・35倍高いという報告があります。

また、男性では、交代勤務のある人はない人と比較して前立腺がんの発症リスクが3倍も高くなるという指摘がされているのです。

睡眠を削ることは人間らしい生活や健康を削ってしまうことにつながるため、「不眠不休で働く勤勉な日本人は世界に誇るべき存在」だという認識は間違っています。「ちょっとした寝不足」であれ、日々蓄積されることで命の危険を脅かす事態を招くのです。

命を削ってまでやらなくてはいけないことなどありません。睡眠時間は怠けて浪費している時間でもなければ、生産性のない無駄な時間でもありません。睡眠時間は身体、脳、精神の機能の回復に**欠かすことのできない重要な時間であること**をしっかりと理解することが、心身の健康のための第一歩になるのです。

日本は子供も睡眠が危ない

世界17カ国で0～36ヶ月児の養育者2万9287名に行った睡眠に関するアンケート調査では、**世界のどの国よりも日本の子供たちの睡眠時間は短く、昼寝の時間も最短であること**が明らかになりました。睡眠時間が最も長いニュージーランドとは**101分もの差**があり、その他、オーストラリアやイギリス、アメリカ、カナダ、タイ、フィリピン、インドネシア、中国は日本よりも多く昼寝をとっているにも関わらず、日本よりも就寝時刻は早いことがわかっています。

日本は国際的に見ても極端に夜型化が進んでいる国であり、大人だけではなく、大人の生活リズムに引きずられがちな子供たちにも、睡眠負債の影響が及びやすい環境なのです。

実際に、ある睡眠の専門医療機関では、睡眠に問題を抱える子供の受診は年間4000人近くに及んでいるとのこと。この時期の睡眠トラブルは体内時計を混乱させ、その影響は大人になっても続く可能性があります。

そして深いノンレム睡眠時には成長ホルモンが盛んに分泌され、脳内の神経ネットワーク形成や細胞の修復と育成、骨や筋肉形成が行われるため、幼児期に睡眠が十分に取れていないと、脳、身体、精神の発育に悪影響を及ぼすと考えられます。

国内の調査では、３歳の時点で睡眠時間が９〜10時間、８〜９時間の幼児は、11時間以上眠っている幼児と比べて中学1年生時点での肥満リスクがそれぞれ１・24倍と１・59倍であることが報告されています。

この背景として、睡眠不足は脂肪分解を促進する成長ホルモンの分泌を抑制すること、交感神経の活動が活発になることでコルチゾールの分泌が上昇するとともにインスリンの効きが悪くなり、血糖値や血圧の上昇などを引き起こすこと、そして、レプチンやグレリンといった食欲の調整ホルモンのバランスが乱れて過食傾向になることなどが挙げられています。

「成績がいい子」は早く眠っている

昔は、5時間寝た者は受験に失敗して落ちるが、睡眠時間を4時間に切り詰めた者は栄光に輝くという意味の「四当五落」などと言われたものですが、今では睡眠時間と学習能力の間には強い相関関係があることが科学的にも証明されており、**睡眠時間を削って勉強することは、極めて非効率的**であることがわかっています。

アメリカの学生を対象とした睡眠と成績の関係について調査した研究では、成績でA評価をとっている学生は就寝時刻が早く、睡眠時間も長い一方で、成績が悪くなるにしたがって就寝時刻は遅くなり、睡眠時間も少ないことが報告されています。

日本でも、2003年に広島県教育委員会によって報告された小学5年生を対象にした調査によると、**9時間から10時間の睡眠習慣がある子の成績が一番よく、それ以下だと徐々に成績が下がる傾向にある**という結果（「基礎・基本」定着状況調査報告書）が出るなど、睡眠時間と成績の関係を表す調査結果が次々と出ている状況です。

さらに、睡眠不足は成績だけに影響を及ぼすわけではありません。十分な休息をとれないでいると、身体、精神、脳の疲れがとれないため、キレやすくなったり周囲に対して無頓着になったり、他人に対する思いやりや協調性が失われたり、**感情のコントロールができなくなったり**してしまいます。

子供の家庭内暴力の頻度と睡眠覚醒リズムの規則性について調べた研究報告では、睡眠覚醒のリズムの規則性が高いほど、**家庭内暴力が少ない**という結果も出ているのです。

これらの結果から、子供の学力向上や心身の安定をはかるためには、睡眠がいかに重要かということがわかっていただけると思います。

幼児期を過ぎて青年期に入ったあとも、子供の生活基盤は家庭であるため、まずは親自身が適切な睡眠スケジュールを守る生活を維持したうえで、子供に対して睡眠習慣と睡眠衛生の指導をしっかりと行うことが、子供の健やかな成長と明るい未来を守るうえで非常に重要なのです。

ここまでのポイント

◉日本は先進国で2番目の「不眠大国」!

◉睡眠不足は命にかかわる!

◉幼少期の睡眠は子どもの一生を左右する!

第４章

忙しい人でもできる睡眠負債の返し方

自分の睡眠負債額を知ろう

睡眠負債は、疲れの負債、ダメージの負債でもあり、負債が溜まれば溜まるほど脳や身体に老廃物が溜まり、健康な細胞が蝕まれていってしまいます。

毎日1時間程度の睡眠不足であっても、その累積が続くと、脳機能への影響は大きいと考えられています。

「睡眠負債」の恐ろしさは多方面にわたりますが、まず**自分自身が「寝不足だ」という自覚がないところが一番のポイント**かもしれません。本人に自覚がなければ、改善のしようがないからです。

日頃、様々な方とお話をさせていただく中で、

「ベッドに入って秒速で眠れるので、睡眠の問題は特にありません」

とおっしゃられる方がいますが、残念ながらこれは大きな誤解です。

なぜなら、このような状態は**睡眠不足の決定的な症状のひとつ**であることが多く、

自分の眠りを操れる眠りの達人であると自慢できるどころか、慢性的な睡眠不足状態にある要注意な方といっても過言ではないからです。

睡眠負債は、自覚がしにくいことも特徴ですので、自分でも気づかないうちに負債を溜めこんでしまっていることは十分考えられます。

そこで、まずは自分がどのくらいの睡眠負債を抱えているか知ることから始めましょう。

次のような簡単な式でも睡眠負債の時間を算出できます。

（休日の睡眠時間）－（平日の睡眠時間）＝睡眠負債

少なくとも、平日の睡眠時間よりも休日になると**2時間以上多く眠っている場合**は睡眠負債が溜まっていると考えてください。

さらに、次のページのチェックリストで自分の状態をくわしく見ていきましょう。

睡眠負債チェックリスト

□ ①休日になると、平日のプラス2時間以上起床時刻が遅くなる
□ ②午前中の会議や移動で眠気に襲われる
□ ③ベッドに入ったら5分以内に眠れる
□ ④ベッドに入ってから30分以上眠れない
□ ⑤起きたい時刻よりも2時間以上早く目が覚め、そこから眠れない
□ ⑥夜中に目が覚め、そこから眠れない
□ ⑦十分な睡眠時間がとれていると思わない
□ ⑧「よく眠れた」という実感がもてない
□ ⑨すっきりした気分で起床できない
□ ⑩日中の身体的、あるいは精神的な活動・意欲レベルが落ちている
□ ⑪日中の仕事や学業に対する集中力が維持できない

［睡眠負債度チェック結果］

■0~2個：睡眠負債予備軍タイプ

少しずつ蓄積する「負債」に注意すべし！

まだ自分では「睡眠負債が溜まっている」という自覚はないけれど、実はじわじわ蓄積されているのがこのタイプ。身体や心に起こる小さな変化を見落としたまま放置すると、後で大きな代償を払わなくてはいけなくなってしまいます。睡眠負債を蓄積させないことと併せて、熟睡できる具体的なメソッドもどんどん取り入れていきましょう。

■3~7個：睡眠負債者認定タイプ

「負債」がもたらす悪循環を直ちにストップすべし！

なんとなく疲れている、絶好調ではないという自覚はあるものの、忙しさなどを理由に睡眠改善を後回しにしている人が多いのがこのタイプ。睡眠の負債は毎日どんどん蓄積される一方なので、このままでは睡眠負債がもたらす負のスパイラルに飲み込まれてしまいます。深刻な事態になる前に、自分の睡眠を含めた生活全般を見直しましょう。

■8～11個：危険レベル！　深刻睡眠負債者タイプ

一刻も早く正しい睡眠習慣を取り入れ「負債」を返済すべし！

体調面や精神面の調子が悪く、仕事でもミスをするなど生産性が低い状態に悩んでいる人が多いのがこのタイプ。すでに対策を講じているものの成果がともなっていなかったり、なんとか気合で乗り切ろうとしたりしていませんか？　正しい睡眠習慣や睡眠負債の返済法を直ちに取り入れ、健康と高いパフォーマンスを取り戻しましょう。

「寝だめ」は逆効果

では、溜まってしまった睡眠負債はどのように返済できるのでしょうか。

寝不足の時は、「休日にたっぷり眠る」という人も多いかもしれません。

でも、皆さんにも、

「たっぷり眠ったはずなのに身体がだるい」

「週末思い切り眠ったのに、月曜日が辛い」

などという経験があるのではないでしょうか。

残念ながら、**「寝だめ」はできません**。お金のように「ボーナスが入ったからまとめて返済」や「貯眠」なんて都合のいいようにはいかないのです。

寝だめをしてしまうと、たっぷり眠って疲労回復したかと思いきや、体内時計が乱れて**かえって疲れを溜め込んでしまい**、心身の不調を感じる結果になってしまいます。

また、**起床後目の中に光が入ってから約15時間後に眠気が訪れるメカニズムが働くた**

め、寝だめをすることで起床時刻が遅くなると、どんどん夜に眠気が訪れるタイミングが後ろ倒しになり、自然と夜更かしリズムが出来上がってしまいます。

週末にこのような過ごし方をした場合、睡眠リズムは30～45分も後ろにずれてしまうともいわれており、翌週への望ましくない影響はなんと水曜日まで続くことがありますので気をつけましょう。

とはいえ、睡眠負債は少しでも早く返したほうがベター。

週末にその時間が取れるのであれば、むやみに寝すぎるのではなく、いつもより**就寝時間を1時間ぐらい早める**ことから始めましょう。その程度であれば、体内時計や生活リズムを崩すことはありません。

そして、その1時間早めた就寝時間を徐々に平日にも取り入れられるようにしていきましょう。

率直に言って、睡眠負債の返済に「近道」はありません。

こまめに溜まった負債を返済するための**「回復睡眠」**の時間を確保していくしかないのです。そして毎日の睡眠時間をできるだけ確保し、**負債を蓄積しないようにする**

ことが最も重要です。

いきなり睡眠時間を伸ばせと言われても難しいかもしれませんね。その場合は、まずは就寝時間を15分早め、それが習慣にできたらさらに15分早め……と徐々にステップアップさせていく方法がおすすめです。

「時間がない」

「睡眠時間を増やすなんて無理」

という思いこみを一度外し、小さな一歩を踏み出してみましょう。

「睡眠スイッチ」は朝に押す

睡眠というと夕方以降から夜の過ごし方だけにフォーカスが当たりがちですが、実は**睡眠のリズムを整えるポイントは朝にあります。**まずは、起床後は真っ先に窓際1メートル以内で太陽の光を15秒浴びることを習慣にしましょう。

朝の15秒間の日光浴にはメラトニンの分泌を抑制させると同時に、セロトニンの分泌を促し、そして約14〜16時間後に**眠りのスイッチが入るよう予約ボタンが押される働き**をしてくれます。これらの作用がもたらされることによって、無理なく自然と睡眠・覚醒のリズムが整うようになります。

さらに、日光浴は私たちの脳に備わる24時間10分の時を刻む体内時計をリセットし、**地球の自転である24時間に調整してくれる**という重要な役割も果たしてくれるのです。この働きのおかげで体内時計が少しずつ後ろにずれてしまうことが防げ、また、毎日10分という時差が蓄積して時差ボケのような状態になってしまうという事態から身体や心が守られます。

ちなみに、曇りや雨でも体内時計をリセットするうえで十分な光の明るさはあるので、**天気に関係なく空を見上げる習慣をもつようにしましょう。**

日照時間が短い冬などで起床時にまだ太陽が出ていないという場合や冬季の北日本など日照量が望めない地域では、高照度の光で目覚めを促してくれる光目覚まし時計などを活用して起床し、起床後はそのまま15秒間程度光を見つめるようにしたり、明るい照明のもとで身支度をするなどしましょう。とはいえ、室内光と比べて太陽光は圧倒的な光量なので、特に**午前中は可能な限り屋外に出て、光を浴びる習慣をつけられるとベターです。**

また、通勤電車の中やお昼ごはんを食べるときなども、極力光を感じられるポジションをキープすることが夜間の良質な眠りにつながります。

２０１４年に発表された論文では、窓のあるオフィスで働く人たちは窓のないオフィスで働く人たちに比べて身体活動が多い傾向があり、さらに夜間の睡眠時間も窓のあるほうが平均46分も長いという研究結果が報告されているのです。

窓のないオフィスで働く人たちは、身体活動やモチベーション、全体的な睡眠の質などにおけるスコアが総じて低いという結果になっています。窓があるオフィスのほうが白色光の曝露量が多く明るい環境であるため、昼と夜とのメリハリがつきやすく、また日中のセロトニン分泌や夜間のメラトニン分泌にも好影響を与えていると考えられます。

睡眠は夜に起こる出来事ですが、私たちは1日24時間のリズムで生きているので、朝起きてから夜寝て、翌朝起きるまで、そのすべての時間をデザインすることが必要なのです。

15分昼寝を習慣にする

先日とある番組で街中の方々の眠気対策を聞く機会があったのですが、強い眠気をなんとかやり過ごすために、髪の毛を抜いたり、ミントの香りのクリームを目の下に塗ったり、中にはピアスを開けると回答された方までいて、本当に驚きました。

自分を痛めつける方法には賛成できませんが、確かに眠気が強い状態だと頭が働かなくなり、集中力や発想力などが格段に落ちてしまいます。さらには、**自分の成果を過小評価する傾向が強まり、達成感まで下がる**といわれているのです。

そこで、毎日短い昼寝を取り入れて、コツコツ睡眠負債を返済していく習慣をつけることをおすすめします。

なんとなくスマートフォンをいじっていたり、ネットサーフィンしたりしていた昼休みの時間を、**自分への先行投資として**昼寝をとってみませんか。

昼寝は気分の改善や眠気の除去、脳の疲労を軽減、パフォーマンスの向上に役立つことがこれまで多くの研究から明らかになっています。実際、アメリカでは昼寝のことを**「パワーナップ」**と呼び、脳と身体にパワーを取り戻すビジネススキルとしてエグゼクティブたちに広く浸透しているのです。

また、昼寝をすることで**認知症の発症の危険性が5分の1以下に軽減されることや、心臓病死のリスクが37％低くなる**という研究結果も報告されています。

15分程度の昼寝を取り入れるだけで、健康レベルも午後の生産性レベルも圧倒的に上がりますので、結果的に無駄な残業や凡ミス、体調不良で会社に行けないことなども減っていきます。

これは自分にとっても会社にとってもプラスになる行動です。

ですから、後ろめたいとか恥ずかしいというような気持ちは一切いりません。堂々と正しい昼寝の習慣を積極的に取り入れて、その効果を存分に活かしてください（ただし、昼寝だけですべての睡眠負債を返済できるかといわれるとやはり難しいので、就寝時刻を1時間早める習慣と並行して取り入れることがポイントになります）。

生産性を上げる！パワーナップの鉄則

では、いったいどのように昼寝をとるのが最も効果的なのでしょうか？

まずは**昼寝のタイミング**が重要になります。

人は体温が下がると眠くなるメカニズムをもっています。ちょうど**14時〜15時前後**が体温が下がるため眠気が強まる時間帯。このような眠気の強い時間帯は「ナップゾーン（昼寝帯）」と呼ばれており、地中海沿岸や南米などでは「シエスタ」と呼ぶ昼寝の習慣があります。

シエスタの習慣はなくても、この眠気のピークをやり過ごす手法としてアメリカではコーヒーブレイク、イギリスではアフタヌーンティー、日本ではおやつの時間があったのではないかと考えられており、古今東西問わずこの時間帯は眠気が強くなることがわかります。

巷ではよく「お昼ごはんを食べたあと、消化のために胃に血液が集まり脳の血液が少なくなるから眠くなる」などと言われていますが、実はそうではなく、体温のリズムや体内時計が午後の眠気には関係しているのです。体温が一時的に下がることによって発生する「ポストランチディップ」と呼ばれる時間帯と、ランチを食べてお腹が満たされたことで覚醒作用のあるオレキシンの放出が減ることがランチ後の眠気を誘発しています。

ランチを食べたあとに眠気が強まる現象は人間の生理的メカニズムとしては極めて正常なことなのです。従って、ランチを食べ終わったあとの昼休みの時間を昼寝に当てるのが、働いている方にとっては物理的に現実可能な時間帯であり、かつ、ベストな時間帯といえます。

ランチを食べ終わったらお茶やコーヒー、チョコレートなど**カフェインが含有されているものを摂取し**、歯を磨いて、デスクに戻ってスマートフォンで15分のアラームを設定して目を閉じる、というルーティーンが理想的です。

カフェインは、摂取後30分くらいで覚醒効果が表れはじめ、その後は4～5時間ほど効果が続くといわれています。ランチのあとにコーヒーなどでカフェインをとっておくことで、ちょうど昼寝から目が覚めるタイミングでカフェインの作用が効き始め、すっきりとした覚醒が促されます。

実際に、カフェインの摂取と昼寝を組み合わせることで、目覚めたあとにぼーっとしてしまう睡眠慣性の低減につながることが明らかになっています。

逆に、夕方以降はコーヒーや紅茶などのカフェインが含有されているものを口に含まないほうがよいでしょう。さっぱりとしたお茶漬けは夕食向きと思われがちですが、緑茶には覚醒作用のあるカフェインが豊富に含まれているのでおすすめできません。

また、就寝前の飲み物は、**白湯、甜茶、そば茶や抗酸化力の高いルイボスティー**など、ノンカフェインのものを飲みましょう。どうしてもコーヒーが飲みたい人はカフェインレスのものを選んでください。

また、昼寝は長く休めばよいというものではありません。

短い昼寝は認知症のリスクを減少させることは先に述べたとおりですが、1時間以上昼寝をとっている高齢者の認知症罹患リスクは、昼寝をとっていない人の2倍でした。1時間以上の昼寝は目覚め感を悪くするだけでなく、**かえって身体や心に負担をかけ、**疾病リスクを高めてしまうのでおすすめできません。

パワーナップの効果をさらに高めるポイント

①時間帯

昼寝は15時までにとりましょう。それ以降にとってしまうと、その日の夜間の主睡眠に悪影響が出てしまいます。

②長さ

昼寝時間は15分~20分程度にしましょう。長時間になってしまうと睡眠が深くなって目覚めにくくなってしまうので、30分以上眠らないようにしましょう（高齢者の方は30分の昼寝時間が推奨されています）。

③姿勢

昼寝はあくまで仮眠ですので、横にはならずに椅子やソファに座った状態で眠る姿勢がおすすめです。

通勤電車の過ごし方

就寝時刻の前倒しや朝の日光浴、そして昼寝習慣と睡眠負債の返済のために1日を通じてできることをご紹介してまいりましたが、睡眠には地域差もあるため、そのあたりの理解も必要になるかと思います。

睡眠の講演で全国色々なところへお伺いさせていただきますが、地域によって平均の睡眠時間は異なります。

「47都道府県中、どこが一番睡眠時間が短いと思いますか?」と質問をすると、決まって、「東京都!」というご回答をいただくのですが、実は、大都市で眠らぬ街というイメージの強い東京都や大阪府は1位ではありません。不名誉な1位に輝いているのは、神奈川県の451分、続いて千葉県の453分、そして奈良県の456分です。ワースト入りしている3つの県の共通点は大都市の近郊であるということ。

この背景には長時間の通勤時間により物理的に睡眠時間の確保が難しいということと、朝早く起きなくてはいけないというプレッシャーが睡眠を悪化させている可能性があり、実際に職場近くに転居することによって、**睡眠障害が大幅に改善されるケース**も少なくないそうです。通勤時間が60分を超える場合、朝は早く起きて夜は遅く帰宅する構図が出来上がってしまい、おのずと睡眠時間が削られてしまう傾向が高まってしまいます。

しかし、実際に勤務先の近くへ引っ越すということは、人によっては気持ちの切り替えがつかずストレスになるケースもありますし、金銭的な面や家族のことを考えると現実的ではありませんよね。

そこで、**電車の中の過ごし方を変える**ことがすぐにできる解決策です。

帰りの電車で座れるとついウトウトしてしまう方も少なくないと思いますが、先程の昼寝は15時までという原理と同じで、夜の主睡眠の妨げになる可能性が高いためおすすめできません。

帰宅時の電車の中の移動時間は眠る時間ではなく、今夜のいい眠りや翌日のパフォーマンスにつながる有効的な時間として活用しましょう。

例えば、就寝直前に**スマートフォンの起床アラームを設定**している人は、電車移動中にするべきです。なぜなら、就寝直前にスマートフォンの画面から発せられるブルーライトを浴びると質の高い眠りが妨げられるからです。

メッセージの返信や、**SNSのチェック**も必要であればこの時間帯に行い、帰宅後はなるべくスマートフォンと距離をおいたほうがベター。

もしも仕事の終わりの気分転換にゲームをするのが日課になっている方がいる場合は、やはりこの時間帯がよいでしょう。帰宅後、自宅でゲームをやり始めると、ついついエンドレスに続いてしまい就床時刻があっという間に後ろにずれて睡眠時間が圧迫されてしまいますが、電車の中であれば降りる駅が決まっている分、「今日はここまで！」と自分を自制することができます。

あるいは、電車の中を図書館として活用し、**じっくり本を読んだり**、**翌日の仕事に役立つ情報を頭にインプットしたりする**のも賢い時間の使い方です。

睡眠負債は溜め込むと、あとで大きなツケを支払わなくてはいけなくなってしまいます。定期的な返済を心がけましょう。

ここまでのポイント

◉「寝だめ」はかえって疲れを溜め込む原因になる！

◉快眠対策「眠りのスイッチ」は朝に押す！

◉15分のパワーナップ習慣で効率的に睡眠負債を返済しよう！

第5章

夜勤で働く人のための睡眠法

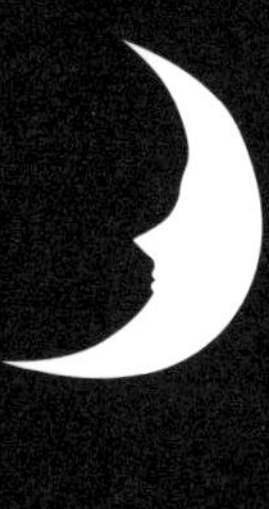

夜間シフトで働く時の健康問題

社会の夜型化・24時間型化が進み、夜勤や交代勤務に就く人が増えています。しかし、睡眠不足はサイレントキラーであるという項（P103参照）でお伝えをしたとおり、夜勤を含む交代制勤務は、本来の人間の生理に反する形になるので、**心身に大きな負荷がかかる**ことが明らかになっています。

具体的には、**睡眠障害、胃腸障害、肥満、高血圧、糖尿病、月経の乱れ、不妊、流産、心筋梗塞や脳卒中などの循環器疾患、がん、うつ病などのメンタル疾患などのリスクが高くなる**とされます。勤続年数が増えるごとにこれらのリスクはさらに上がり、また交代勤務に対応できる力は年齢と共に衰えますので、40代、50代になっても20代の頃と同じ形態で働こうと思っても、身体的に難しいと言わざるを得ません。

夜勤がある人の眠り方

交代制勤務者の睡眠改善策として有効なのが、**夜勤中の仮眠です。**

深部体温が低下することで人の眠気が誘発されることは前述したとおりですが、夜勤中の4時前後は1日の中で深部体温が最も低くなる時間帯のため眠気が非常に強まり、集中力や判断力を含むパフォーマンスが著しく低下します。

当然、ヒューマンエラーはこのタイミングで起きやすくなるため、夜勤の途中で仮眠をとっておくことで眠気の解消や疲労の回復を行い、事故の防止などにつなげましょう。

1年間にわたって23時30分〜3時30分の間に平均31分の仮眠をとってもらった研究によれば、8ヶ月後には88%の夜勤従事者が短時間仮眠の効果を認め、**眠気や疲労が少なくなった、活力が増えたと報告しています。**

とはいえ、夜勤時間が長すぎる場合、夜勤中の仮眠だけでは疲労回復が追いつかないことも予想されるため、そもそも夜勤は日勤よりも短時間であることが望ましいと考えます。

また、ほとんどの方が夜勤出勤前に自宅にて仮眠をとられていると思いますが、その時間帯はちょうど「睡眠禁止帯」と呼ばれる19時前後の時間帯が多く、この時間帯は体温が高くて覚醒度が高いため、眠りにくいという問題があるのです。

実際、この時間帯の仮眠には十分な予防的仮眠効果が得られず、夜勤の間にとる仮眠より長時間であっても勤務後の疲労回復効果は低いということが明らかになっています。

従って、**夜勤に備えて仮眠をとる場合は、17時までにとるとよいでしょう。**長距離ドライバーに14時～17時の3時間仮眠をとってもらった研究によると、実質2時間17分の睡眠がとれ、夜間の覚醒レベルや作業成績は翌朝の7時30分まで維持されたという結果が出ました。

出勤前の仮眠時間に気をつけることや休憩中に仮眠をとる以外にも重要な夜勤対策として、シフトの組み方があります。

シフトは、

日勤→準夜勤→夜勤

という具合に、勤務時間を後ろにずらしていくことがポイントになり、これを「正循環」といいます。

体内時計は24時間よりも10分程度長い時間を刻んでいるため、私たちは生活を早まらせるより遅らせるほうが容易に順応しやすく、身体への負担が少ないのです。

交代制勤務者の負担を軽くするための基本指針

・連続夜勤は2～3日までにする
・日勤時の始業時刻を早くしない
・交代時刻は個人レベルで融通がきくようにする
・勤務の長さは労働負担によって決め、夜勤は短くする
・短い勤務時間間隔は避ける
・2日連続の終日休日が週末にくるようにする
・正循環の交代方向とする
・交代周期（シフトの一巡）は短くする
・交代順序は規則的にする

夜勤を楽にするヒント

夜勤は心身によくないとわかっていても、職種によっては避けられない場合もあります。そこで、夜勤の影響を少しでも軽くするためのヒントをお伝えしますので、できるだけ活用してみてください。

●光

交代勤務の夜勤明けの朝は、**太陽の光を浴びて身体のリズムを崩さないようにする**ことがポイントです。常夜勤の場合はメラトニンを抑制する**光を目の中に入れないよう、サングラスをする**などの対策をとりながら帰宅しましょう。照度の高い照明が使われているコ**ンビニなどには立ち寄らないほうがよい**ので、帰宅後に食べるものは予め購入しておくと便利です。

●食事

就寝前の食事には、バナナやヨーグルト、ゆで卵など、**胃腸に負担のかかり過ぎないタンパク質を含む食事を少量食べる**ようにしましょう。このとき、脂質や糖質の高い菓子パンやお菓子などは消化器官に負担がかかるのでＮＧです。

また、どうせ寝るのだから食事はいらないと考えてしまうかもしれませんが、就寝前に軽く食べることには、１日３食のリズムを極力崩さないようにするための目的があります。

●部屋

さらに、重要になるのが空間のつくり方です。

夜勤がある方の場合は、寝室に遮光カーテンを用いることがマストです。カーテンはしっかりと閉め、ブラインドがあれば、こちらもきっちりと閉めてください。**真っ暗な空間をつくり、脳を夜だと勘違いさせてあげる**ことが睡眠の質を上げるポイントとなります。

●音

45デシベル以上の音は快眠を妨げるため、**耳栓をするなどの防音対策**もできればなおよいでしょう。防音、遮音カーテンを使うもの一つの手段です。

●仮眠後

午前中いっぱいはゆっくり眠り、起きたら明るい環境のもとでランチをとりましょう。そして、もしも夜勤が続く場合は睡眠禁止ゾーンの時間帯になる前の**17時までの間に仮眠をとる**のがおすすめです。

夕方の仮眠後に軽く食事をとり、準備をして勤務に向かいます。夜勤明けで翌日がお休みの場合は、ランチ後に出掛けるなど**活動的に過ごし**、午後の仮眠はとったとしても15時までに20分程度に留めてください。この日は睡眠圧が高く、早めに眠くなるはずです。夕飯は18時～19時頃に済ませ、入浴や休み支度にとりかかり、眠気がきたらすぐにベッドに向かい、ゆっくり眠るようにしてください。

ここまでのポイント

◉ 夜勤シフトは心身の負担が大きい！

◉ 眠気ピークはヒューマンエラーが起きやすい時間帯。仮眠で乗り切ろう！

◉ 光や食事のコントロールで夜勤の影響をできるだけ少なくしよう！

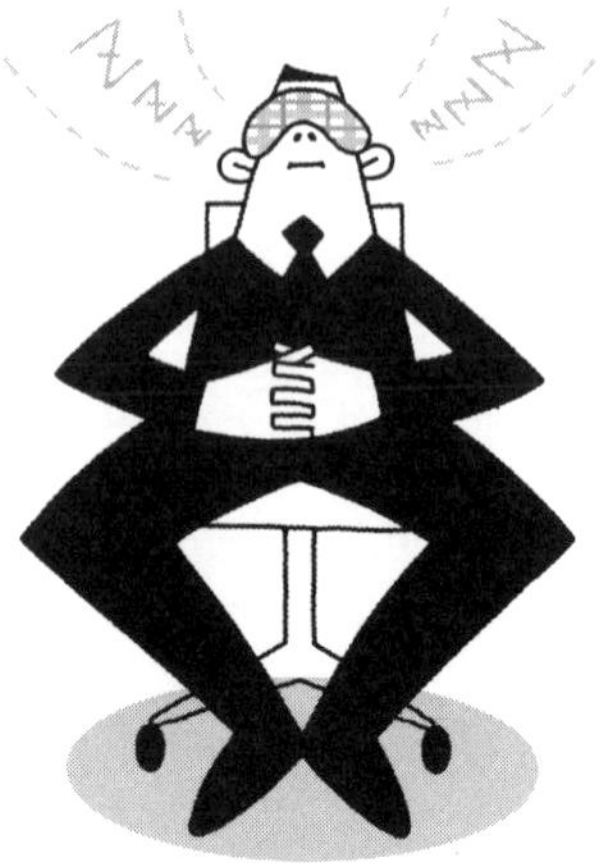

第6章

不眠の対処法

5人に1人が睡眠に悩む時代

「眠ろうとしても眠れない」
「なかなか寝付けない」
「夜中に何度も起きてしまう」

このように悩んでいる方も多いのではないでしょうか。

現代日本では、**成人の5人に1人は何らかの睡眠トラブルを抱えている**という報告もあります。

重症の不眠症患者のQOL（生活の質）水準は、**心不全患者と同等レベルか、それ以上に悪化している**という指摘まであるように、適切な睡眠の時間と質を確保することは、身体、精神、脳が健全に保たれ、QOLの向上や日中のパフォーマンス向上につながるため、睡眠は私たちが健康に生きていくうえで欠かすことのできない生命現象なのです。

自分の「不眠タイプ」を知ろう

一言で「眠れない」といっても、その理由や内容は人によって様々です。

不眠タイプは一過性・短期・長期という持続時間による分け方と、どのように眠れないのかという症状別による分け方の2種類から考えていきます。

例えば翌日に大きな楽しみや緊張する仕事などがあれば、誰でも一時的に眠れないこともあるでしょう。1晩、2晩くらい「よく眠れない」と感じた経験は、皆さんにもあるのではないでしょうか？

「不眠」がイコール「不眠症」だと誤解しないようにしてください。

「不眠症」の定義は、次の第1～4項のうち、少なくとも一つが週3回以上、1ヶ月以上続いていているものに加えて、第5項が当てはまる場合に限ります。

①1時間以上寝付けない（入眠障害）

②2回以上目が覚める（中途覚醒）

③2時間以上早く目が覚める（早朝覚醒）

④よく眠れたという実感がない（熟眠障害）

⑤翌日の社会生活に支障がある

翌日の社会生活に支障がない場合は、極端な話ではありますが、夜間に睡眠が妨げられる要因があったとしても不眠症とはいえません。「不眠症」であると診断されるうえで「日中の機能障害の有無」は非常に重要な位置づけになっているのです。

まずは、不眠における主な4つの症状をご紹介しましょう。

①入眠障害

床に入ってから眠りに入るまでの時間が延長している状態を指し、一般的には**入眠までに30分以上かかり、本人がそれを苦痛と感じている場合**を指します。以前お話を聞いた20代の女性は0時には床に入るものの、実際に寝付けるのは朝の5時だとおっしゃっていました。このように、床に入ってから寝付くまでに3時間程度の時間を要するというお悩みは比較的よく耳にします。入眠障害は身体的、あるいは精神的な疾患によって出現する傾向が高くなることが考えられますが、むずむず足症候群（P148参照）や睡眠相後退症候群など、他の睡眠障害が起因になっている可能性も十分にあります。

②中途覚醒

入眠後、夜間に覚醒してしまう状態を指しますが、その中でも**再入眠が困難であることや回数が著しく多い**こと、さらに**日中強い眠気がある**といった場合に障害とみなされます。加齢に伴い中途覚醒の回数は増加する傾向が高くなりますが、その他、睡眠時無呼吸症候群や周期性四肢運動障害、レム睡眠行動障害などの睡眠障害においても多く認められています。

③早朝覚醒

通常の起床時刻よりも**２時間以上早く覚醒してしまい、再入眠が困難な状態**を指します。加齢に伴い睡眠覚醒のリズムは前進し「早寝早起き」にシフトしていくことは自然な生理的変化なので、高齢者に高頻度で出現する症状です。

④熟眠障害

適切な睡眠時間を確保しているにも関わらず、**主観的に満足できるような眠りを得られていない状態**を指します。「逆説性不眠症」というものもあり、これは、本人は「全く眠れない」と主張するのですが、睡眠ポリグラフなどの脳波を調べる客観的な検査では不眠となるような確かな要因がないという状態です。

以上4つのタイプが主な睡眠障害ですが、不眠状態が続くと不安感や恐怖感が生じ、いわゆる**「睡眠恐怖」としての不眠症状に悩まされるケース**もあります。眠れぬ苦痛と孤独な夜を繰り返すことで緊張感や睡眠へのこだわりが強まり、不眠がますます悪化するという不眠スパイラルに陥ってしまうのです。こういった経験が重なるほど、「また今夜も眠れないのではないか？」と寝室に入るだけで不安が押し寄せ、ベッドが「休む場所」から「暗闇の孤独と恐怖を与える場所」と脳へ条件付けされてしまいます。

眠ろうと意気込めば意気込むほど脳が覚醒し入眠が遠のいてしまうので、眠れない人は就寝時刻にあまりこだわり過ぎず**「眠くなったら床に入る」**ことを心がけることが大切です。

さらに、「翌朝が早いと眠れない」というお悩みをよく相談されますが、翌日に「起きなくてはいけない」と意識が働くようなイベントがあると、無意識的に起床に関する暗示が働き、睡眠はかなり浅くなってしまいます。

主な４つの睡眠障害以外にも様々な睡眠障害が存在しています。早期に見極め、医療機関にかかることでしっかりと改善するためにも次のような症状がある場合は睡眠障害を疑うきっかけにしましょう。

・隣の部屋に聞こえるほどのいびき、睡眠中の無呼吸（睡眠時無呼吸症候群）
・あり得ない状況で眠ってしまう、感情が高ぶったときに脱力発作がある（ナルコレプシー）
・夢に反応して叫ぶ、暴力をふるう（ＲＥＭ睡眠行動障害）

・寝付くときや睡眠中の脚のむずむず感、脚のぴくつき（むずむず足症候群〈レストレスレッグス症候群〉・周期性四肢運動障害）

では、なぜそもそも不眠症が発生してしまうのでしょうか？　不眠となる原因は大きく分類すると5つあり、それぞれの頭文字をとって「5つのP」と呼ばれています。

①身体的要因（Physical）

身体的疾患によって睡眠が妨げられる場合。

外傷や手術などの急性的なものから、慢性関節リウマチや糖尿病など慢性的なものまで含み、アトピー性皮膚炎などによる痒み、呼吸困難、頻尿なども一因になり得る。

②生理学的要因（Physiologic）

代表的なものでは、時差ぼけ、交代勤務、不規則な食生活、運動不足、短期間の入院など、日常の活動や物理的な環境の変化に伴うものや加齢。

③心理学的要因（Psychological）
妊娠、出産、結婚、離婚、死別など、人生における大きな出来事や、転職、転勤、出世、降格などの生活の変化、金銭的なトラブルなど、不安や緊張などにより心理的な要因。

④精神医学的要因（Psychiatric）
うつ病、パニック障害、社会不安障害、統合失調症、神経症、心的外傷後ストレス障害、アルコール依存症など、精神的な病気が背景にある。

⑤薬理学的要因（Pharmacologic）
アルコールやカフェイン、ニコチンの摂取だけでなく、抗がん剤、降圧剤、ステロイド、自律神経薬などの薬が直接的に影響を及ぼしている。

当てはまる「P」によって具体的な対処法は異なりますが、まずは自分の睡眠状態を「知る」ということが非常に重要になります。そこでおすすめなのが**「睡眠日誌」**

を活用した睡眠記録の習慣です。自分の睡眠習慣などを把握する記録法で、眠っている時間帯や眠気を感じた時刻、昼寝の時間帯、薬の服用時刻、食事の時刻などを本人が記入していきます。

睡眠日誌を記録することで生活習慣と睡眠の関連性が理解できたり、また自分の眠りを視覚的に、そして客観的に捉えたりすることができるため、不眠を助長するような悪循環からの脱却や、快眠を得るためのモチベーションアップにつながる行動変容を起こしやすくすることも期待できます。睡眠日誌はあくまで主観に基づく記録ですが、いざ医師に睡眠の相談をする際などには非常に有効なツールとなるため、**2週間から1ヶ月続けてみるのがおすすめです。**

睡眠日誌は私のサイト「SLEEP CULTURE」から無料でダウンロードできるので、ぜひ続けてみてくださいね。

［睡眠日誌 睡眠効率計算版ダウンロードURL］
http://tomononao.com/wp-content/uploads/2017/04/suiminnisshi_ver2.pdf

女性は睡眠トラブルに陥りやすい

女性の場合、もともと性ホルモンの影響を受けて月経周期とともに睡眠の質が低下しやすくなるうえに、多くの年代で**男性よりも睡眠時間が短い**ことがわかっています。睡眠には性差があり、女性は男性よりも睡眠に問題を抱えていることが多く、1998年に行われた調査によると、日本人の不眠症の有病率は男性が17・3％、女性が21・5％と、女性のほうが男性よりも割合が高いという結果が得られています。実際、週1回以上の睡眠薬服用率は、男性が4・3％であるのに対し、女性は5・9％と高いこともわかっています。

特に、重い月経困難症がある女性は入眠までの時間や夜中に覚醒している時間が長く、中途覚醒の回数も多いこと、そして眠りが浅いことなどが明らかになっており、睡眠効率や主観的睡眠の質が悪いことが判明しているのです。

また、月経異常がなくても**月経周期によって睡眠構築が変わる**ことが知られており、月経を迎える頃から女性は一生を通じて男性よりも睡眠についてのトラブルを多く抱えることが想像されます。

例えば、月経以外でも、妊娠と出産、子育て、子育てが一段落すると閉経を挟んだ前後5年間の更年期や介護などによって睡眠のリズムが乱れたり、ホルモン分泌の変調により睡眠不足になったりといったことが起こります。

日本の女性の睡眠時間が短い背景には、生活行動も大きく関係しています。日本の場合、家事は女性中心で行われているため、帰宅の遅い夫に合わせて食事を準備し、朝は早く起きて子供達のお弁当を作ったり、朝食を作ったりするといったように、家族の中心となってすべての人に合わせていくと、どうしても切り詰めるところは自分の睡眠時間になってしまうという現実があるのです。

また、介護も例外ではありません。２０１１年の社会生活基本調査では、男性よりも女性のほうが介護する割合が高く、年齢別には50〜69歳の女性の11〜16%が家族の介護を行っているとされています。介護時間で見てみると、**全体の70%を女性が担っており、**このような介護者は**慢性的な睡眠不足**に陥り、さらに**ストレス性の不眠を呈している**ことが指摘されているのです。

女性にとっては睡眠時間を確保すること、そしてその質を担保することは容易ではないということがご理解いただけたかと思いますが、しかし、睡眠負債の蓄積や睡眠の質低下は将来の健康を妨げることなので、各ライフステージにおいて心身の健康を保つため、**正しい知識をもつことが必要です。**

各ライフステージの中でも、妊娠・出産、そして、子育ては女性にとって大きなライフイベントとなり、これらは睡眠習慣にも多大な影響を与えます。

妊娠に伴うホルモンの変化や、子宮の増大によって生じる様々な不快症状をマイナートラブルといい、全身症状としては便秘・頻尿・肩こり・腰痛・倦怠感・疲労感など、精神症状では抑うつ・イライラ感など、心身両面に影響を及ぼします。妊婦486名の71・0%が睡眠習慣の変化を感じており、51・2%が不眠症であったというものや、ほとんどの妊婦が中途覚醒を経験しているといった報告があるのです。

無事に産まれてきてくれたあとも、睡眠の問題は続きます。新生児はおよそ生後1ヶ月は時間に関係なく目覚め、睡眠パターンも一定ではなく、夜中に1時間おきに起きる子もいれば、3時間まとめて眠る子も。かなり個人差はあるものの、3～4ヶ月頃には朝起きて夜眠るという睡眠パターンが少しずつ定着し始めます。授乳期間や夜泣きがある間、お母さんは赤ちゃんに合わせた生活リズムを送ることが基本となります。しばらくお母さんはまとまった睡眠時間がとれず、心身ともに疲労を感じることも多いですが、ずっとこの時期が続くわけではないので、1人で抱え込まないようにしましょう。

余談ですが、授乳も新生児の生体時計に影響を与える要素であることがわかっています。夜間に睡眠ホルモンである「メラトニン」がたっぷりと含まれたお母さんの母乳を飲んで育った新生児は、ミルクで育てられた新生児よりも、夜間の睡眠が促進されるという研究結果が報告されているのです。

昼間は、赤ちゃんが眠っている時に溜まった家事ができればそれは確かに効率的ですが、できればお母さんも赤ちゃんと一緒に短めの昼寝をとるようにしてください。脳と気持ちをリフレッシュして体力を温存し、日頃の睡眠負債を返済して寝不足を解消したほうが、その後の活動の効率も健康レベルも上がります。赤ちゃんにとってもお母さんの笑顔が見られることで、情緒穏やかにすくすく安心して成長することができるので、**頑張りすぎずに自分自身が休むことも子育てにおける大切なポイントで**

あることを忘れないでくださいね。

また、産休・育休が終わった働く女性にとっては仕事と家事の調和は大きな課題でしょう。ワーク・ライフ・バランスを尊重する上司のもとで働く労働者はそうでない労働者と比べ、長い睡眠時間をとり、喫煙や肥満などといった心血管系の危険因子の数は少ないという調査結果があり、個人レベルだけに留まらず、**企業全体として眠りの重要性を理解することが非常に重要であること**がわかります。

女性の睡眠に関しては社会全体で生物学的・社会学的の両側面を理解すること、そして「ストンと眠って朝まで熟睡！『正しい睡眠』5つの掟」（P21〜32参照）や「睡眠負債の返済方法」（第4章）のところでご紹介しているような、睡眠衛生や睡眠環境をできる限り整えて眠りの質の向上をはかると同時に、もっと身近に睡眠の教育や啓発活動を受けることができるシステムの構築が必要だと感じています。

睡眠老化

また、睡眠にも加齢変化、わかりやすくいうと老化現象があります。

このような**睡眠老化は30代頃から次第に顕在化**し、個人差はありますが、高齢者の方は睡眠を維持する睡眠力が低下すると同時に、総睡眠時間と深い睡眠の量が減少すること、中途覚醒の時間や回数、睡眠段階1と2（P81の図参照）の浅い眠りが増加すること、睡眠の効率が悪化することなどが認められています。

加齢とともに睡眠の質が低下することは自然な現象なので、あまり焦ったり不安になったり、睡眠に対して**強すぎるこだわりは持たないように**することです。

対策としては、昼間明るい環境下で過ごしたり、夕方にうたた寝をしないよう気を付けたりといった、**日中の過ごし方をアクティブに変える**よう思考をシフトするとよいでしょう。

寝酒は不眠のもと

２００２年に行われた調査によると、スペインやドイツ、ブラジル、ベルギーなどでは不眠を訴える人の40～50％が医療機関を受診して睡眠薬を使用しているのに対し、日本では医療機関の受診者は10％以下にとどまっていました。

一方、アルコール飲用は30％と他国と比較して非常に高く、日本ではいまだに眠れない時の対処法として「寝酒」を選ぶ人が多いのがわかります。

しかし実際は、アルコールの摂取は入眠作用があるものの、利尿作用などによる影響やアルコールが代謝される睡眠後半部にて中途覚醒や早朝覚醒を引き起こし、浅い眠りの原因となることが明らかになっているため、**総合的に見ると睡眠の質を低下させてしまいます。**さらに言うと、アルコールには耐性と依存性があるため、長期にわたって摂取を続けていると最初は少量だったのがどんどん摂取量が増え、気付くと「お酒がないと眠れない」という状態になり、最悪アルコール依存症になってしまう可能性も否定できません。

睡眠薬代わりの**ナイトキャップ（寝酒）は不眠のもと**です。楽しい**晩酌は就寝2時間前までに終え、**眠ることを目的としたナイトキャップの習慣は直ちに止めることをおすすめします。とはいえ、飲酒を中断すると顕著な不眠が生じることもあるため、医師の診断のもと睡眠薬の使用も検討しなければならないケースもあるでしょう。

また、アルコールの摂取と併せて気を付けたいのが、タバコに含まれるニコチンです。**ニコチンには強い覚醒作用があり、**成人を対象に行った疫学調査では、喫煙と睡眠障害の関連が明らかで、ニコチンによる覚醒作用や離脱症状が睡眠障害をきたす要因であるとされています。日本人の未成年者を対象とした大規模疫学調査においても、未成年ながら喫煙していると回答した場合に不眠の訴えが多いことが報告されています。

しかも喫煙者の場合、アルコール飲酒量が増えるほどタバコの量も増える傾向にあります。

アルコールの量が増えると麻酔効果で眠気が強まってくるので、今度は覚醒するためにニコチンが必要になり、ついタバコに手が伸びてしまうのです。飲み会の席で、お酒とタバコをひたすら繰り返していませんか？

アルコールとニコチンの**ダブル作用で睡眠の質を下げる**ことになってしまい、翌日はものすごく疲れが溜まっている状態に。その眠気やだるさを覚ますためにまた朝からタバコを吸うことになりますから、どんどん体調不良に陥ってしまいます。

言い古されていることではありますが、タバコは健康を害すし、お金もかかるし、周囲にも副流煙のダメージを与えるため、「百害あって一利なし」の習慣です。現在喫煙されている方は、禁煙外来で相談したり、ニコチンパッチを貼ったりするなどして、徐々にタバコと縁切りしていきましょう。

ヒツジは眠りを誘わない

昔から、眠れないときの対処法のひとつとして「羊を数える」という方法が言い伝えられていますが、もともとこの習慣は欧米から始まったようです。

諸説ありますが、羊を数えることで眠くなるメカニズムは大きく分けて3つあるといわれており、1つ目は羊の群れを含む大自然の景色を想像することで気持ちがリラックスし、さらに癒しの象徴ともいえる羊をただひたすら数えるという単調な作業の繰り返しで眠気が誘発されるということ。2つ目は「シープ（SHEEP）」と繰り返すことで自然と腹式呼吸になり、リラックスモードの副交感神経が優位になるということ。そして3つ目は「シープ（SHEEP）」の発音が「スリープ（SLEEP）」に似ているので、数えながら眠りに入る暗示を自らにかけられるということです。

しかし、皆さんもきっとすでにお気付きの通り、残念ながら日本では羊飼いの光景はほとんど馴染みがありませんし、日本語で数えるときは「シープ」ではなく「ヒツジが〜」と数えるので腹式呼吸にもなりません。さらに「ヒツジ」という発音は「スイミン（睡眠）」とかけ離れているので、**日本人には効果があまり期待できない**ということになります。

そこで、眠れないときは、羊を数えるよりも、

「ひとつ、ふたつ……」

と「数」を唱えてみましょう。ゆっくり「ひとーつ、ふたーつ、みーっつ……」と数えていくと、**腹式呼吸に近い呼吸リズムになり、自然とリラックスできるため、**眠気が訪れやすくなります。

ただし、あまりに数が大きくなるとかえって焦りや不安感から眠れなくなってしまうことも考えられますから、「10」まで数えたら再び「ひとーつ、ふたーつ……」と戻るようにしましょう。

パートナーや家族が一緒に寝ていて声に出して数えられないときには、頭の中で唱えながら、呼吸はしっかり合わせていくようにしてくださいね。

快眠に導くリラックス法

帰宅後から就寝までのおやすみ支度の最中は、極力光の刺激物を避け、リラックスしている状態を維持することが大切です。

◎筋弛緩運動

中でも、身体と精神の両方を効率的にリラックスさせる方法としておすすめなのが、**「筋弛緩運動」**の実践です。この運動はアメリカが発祥で、心療内科などでも活用されているリラックスエクササイズ。エクササイズといっても1セット10秒しかかからない簡単な動きで、かつ旅先でも出張先でもできるとても簡単なメソッドです。

次頁の動きを3回程度繰り返します。心や身体のコリがほぐれ、血行がよくなりリラックスしてすっと眠りに入ることができるようになります。また、ベッドの上に横になって行っても構いません。筋弛緩運動で就寝前に緊張から自分を解放しましょう。

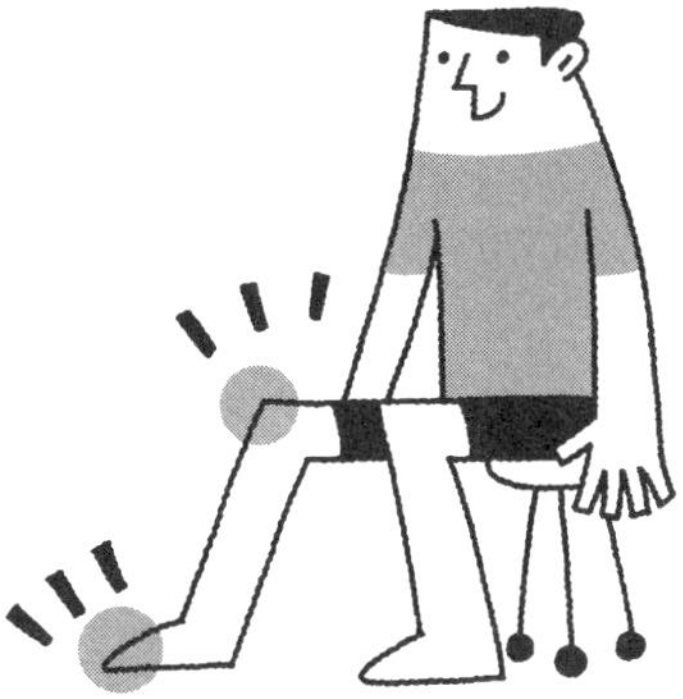

①椅子に座り、両足を軽く開いて足の裏は床にしっかりと付けます。

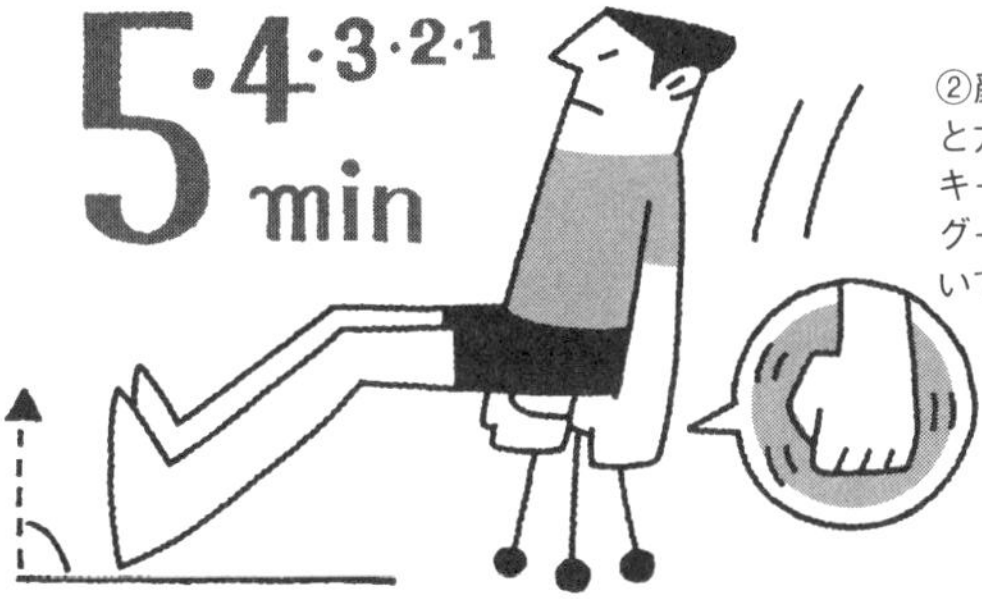

②顔からつま先まで全身にぐっと力を入れて、５秒間そのままキープします。このとき、手はグー、足のつま先は天井に向いている状態です。

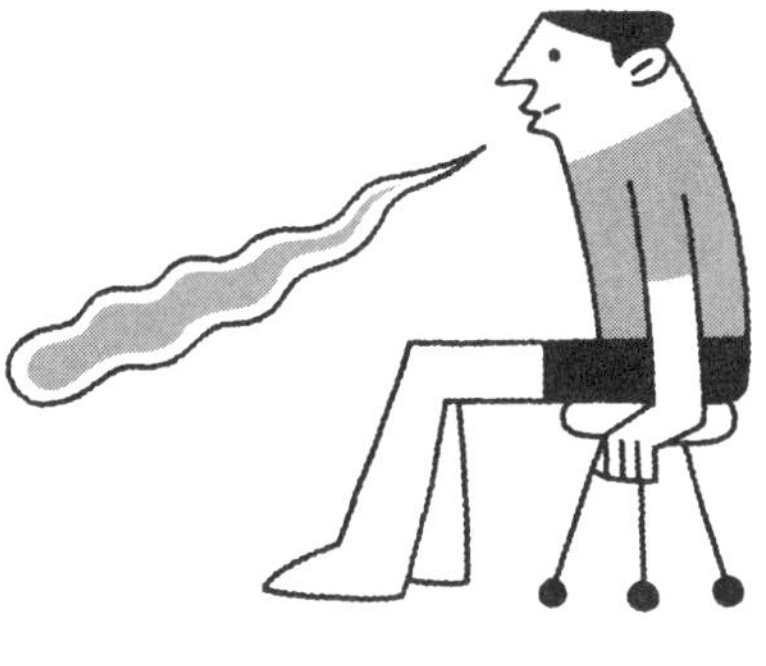

③息をふーっと吐きながら全身を脱力し、そのまま５秒間キープします。

◎呼吸法

さらに、就寝前の深呼吸もリラックス作用を高めてくれるのでおすすめです。スマホやパソコンなどのデジタル社会に生きる私たちは**呼吸が浅い人が多く、**中には深い呼吸が難しく「肩呼吸」になっているという方もいます。この理由は呼吸に関わる筋肉がかたくなっているためで、股関節の筋肉がかたくなって開脚ができなくなるのと同じような原理だと言われています。

まずはこわばった肩まわりの筋肉をほぐすべく、鎖骨と胸の間のあたりを指先をつかって内側から外側へさするようにマッサージしましょう。だんだん深い呼吸がしやすくなるので、最初から上手くできなくても大丈夫です。深呼吸ではまずは吐き切ることを意識するようにすると、自然と吸い込む力が生まれますよ。

ヨガの呼吸法のひとつである**「片鼻式呼吸法」**も、就寝前の呼吸法としておすすめです。鼻孔を出入りする空気の流れをじっくり感じながらゆっくりと行う呼吸は休息モードをオンにしてくれる副交感神経とつながっており、ストレス解消、脳のリラックス、精神安定、自律神経の調整などの効果が期待できます。

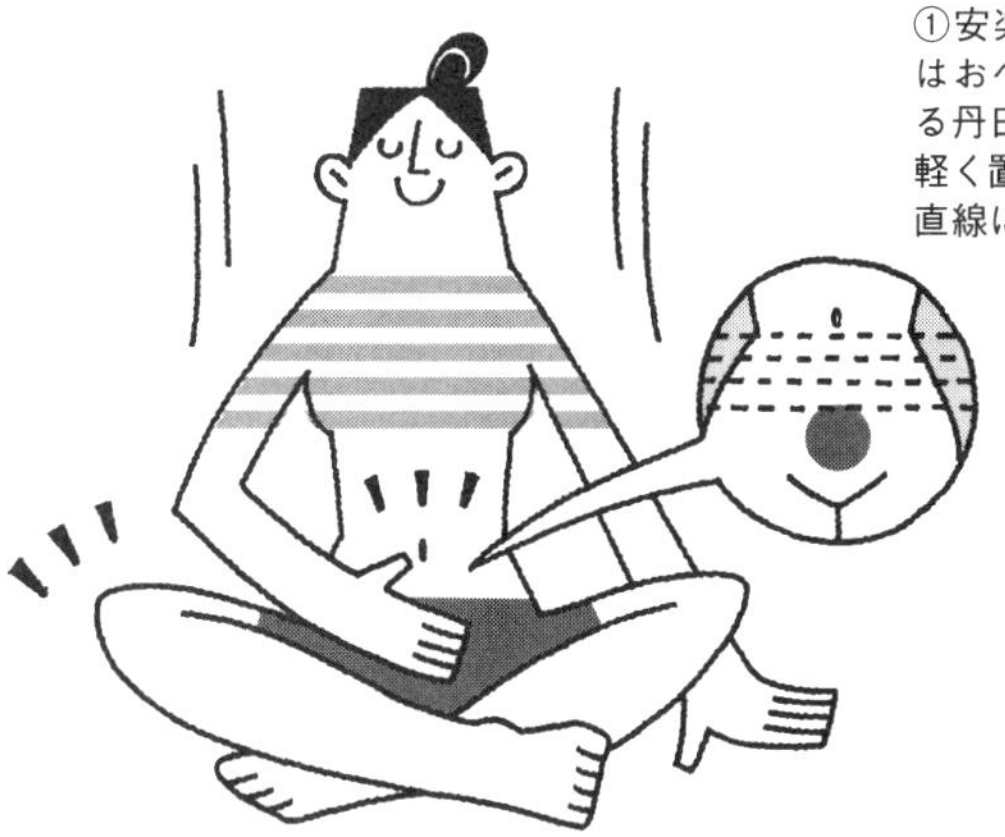

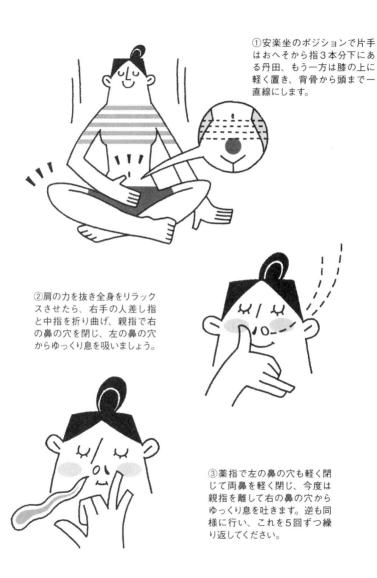

①安楽坐のポジションで片手はおへそから指３本分下にある丹田、もう一方は膝の上に軽く置き、背骨から頭まで一直線にします。

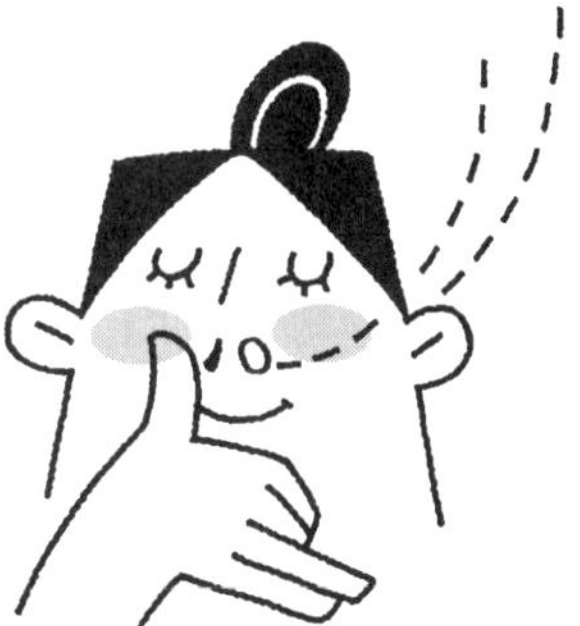

②肩の力を抜き全身をリラックスさせたら、右手の人差し指と中指を折り曲げ、親指で右の鼻の穴を閉じ、左の鼻の穴からゆっくり息を吸いましょう。

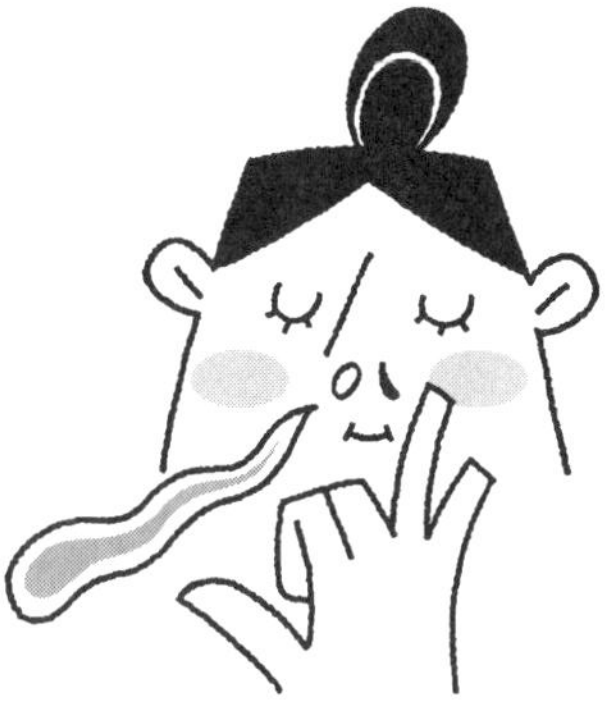

③薬指で左の鼻の穴も軽く閉じて両鼻を軽く閉じ、今度は親指を離して右の鼻の穴からゆっくり息を吐きます。逆も同様に行い、これを５回ずつ繰り返してください。

「スリープセレモニー」を習慣化する

眠れない人ほど「眠ろう」とする意気込みが強すぎ、それがかえって頭を冴えさせてしまうケースがあります。

ハーバード大学の心理学者ダニエル・ウェグナー先生は、実験で参加者を集め「白くまのことを考えないように」と指示しました。そしてもしも白くまのことが頭に浮かんだらその都度合図をするよう頼むと、なんと白くまのことを考えないようにすればするほど頭の中で白くまの存在がどんどん大きなウェイトを占めるようになったのです。

過度な意気込みはかえって覚醒度を高めて寝付きを悪くすることがあるため、自然と気持ちや思考をすみやかに睡眠モードに移行し、**おやすみスイッチを入れる「スリープセレモニー（入眠儀式）」を習慣化させる**のがおすすめです。

「犬たちに餌を与える前に毎回ベルを鳴らすという行いを繰り返したところ、犬たちはベルの音が聞こえたとたん、そこに食べ物がなくてもよだれを出すようになった」という、１９７２年に行動心理学者であるイワン・パブロフが行った「パブロフの犬」の実験はご存知の方も多いと思います。毎日決まった順番、決まった手順を踏んで「いつも通りの行動パターン」を淡々と繰り返したことで、犬たちは「ベルの音が聞こえたら餌がもらえる」と学習した結果、体に「無条件反応」が起こったのです。

実はこの原理は人間にも当てはまります。この手法を快眠促進にも応用することをスリープセレモニーといいます。

スリープセレモニーは**「眠るための条件付け」**のようなものであり、続けていると、**「これをやるといつも眠くなる」というパターンが脳と体に刷り込まれ、「眠り」を意識せずとも自然と眠くなるようになります。**いわば、自分流の眠りのおまじないのような習慣で、そのアクション自体が眠気の呼び水になるということです。

スマートフォンをいじるような光の刺激がある行いや、激しい運動をするような興奮作用を引き起こす行いでない限り、どんな習慣でもＯＫです。寝巻きに着替える、アロマを嗅ぐなど、シンプルで簡単な内容で問題ありません。むしろ、シンプルな内容のほうが旅先や出張先など眠る環境が異なる場合でも普段通りにスリープセレモニーを行うことができるため、どんなときでも自分で眠りボタンを押すことができます。先程ご紹介した「筋弛緩運動」は場所をとらないうえに身一つでできる快眠促進運動なので、スリープセレモニーのひとつとして行うにはもってこいの習慣といえます。

スリープセレモニーのように「心理的な効果」によって寝付きをよくする方法と併せて、前述した入浴などの「生理的な効果」の力も借りて両面からアプローチすることで、さらにストンと寝落ちできる状態を作ることが可能になります。

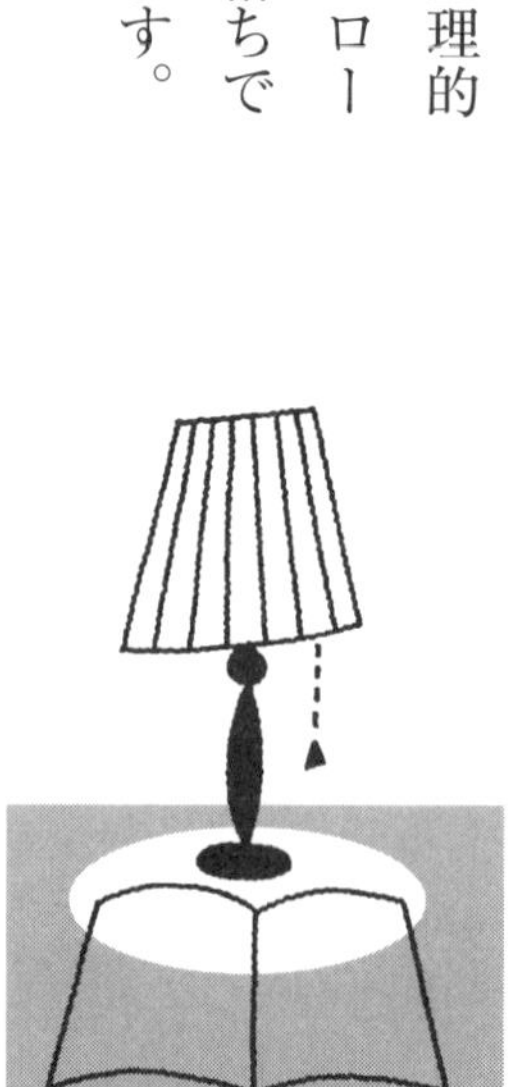

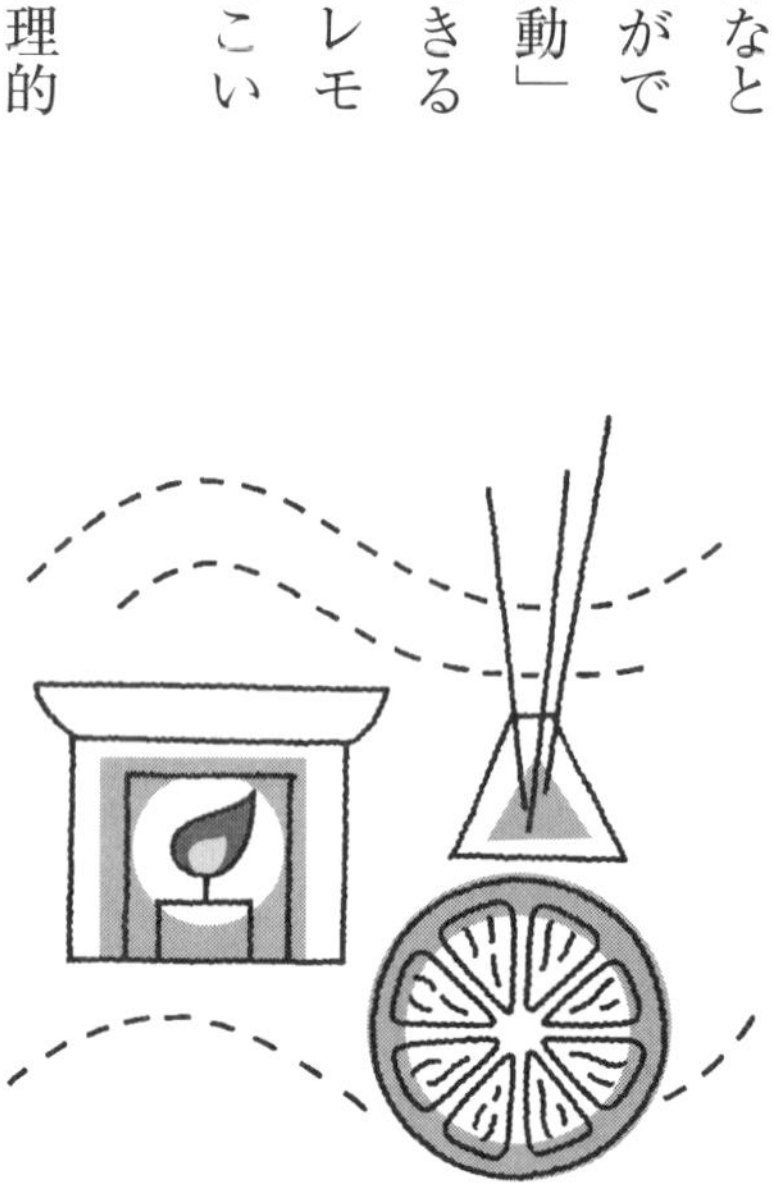

睡眠効率を上げよう

「よい眠りとは何ですか？」と聞かれたら、適切な睡眠の「量（時間）」が確保されていること、そして良質な睡眠の「質」が確保されていることの２点が挙げられます。

「自分にとって適切な睡眠時間がわからない」というお悩みをよく耳にしますが、睡眠の質から自分の睡眠時間の目安を算出することができます。

私たちは必要以上に寝床で長く過ごしすぎると熟睡感が減るため、睡眠の質が低下しやすくなります。まずは次の２点を振り返ってみてください。もしも、こういった状況に**自分の睡眠状態が当てはまるようであれば、積極的に「遅寝・早起き」をして睡眠の効率を上げる**のがおすすめの方法です。これを「睡眠時間制限法」といいます。

- **ベッドに入って30分以上寝付けない。**
- **夜中に何度も目が覚めてしまう。**

そして、実際にどのくらい効率的に眠れているかを算出する「睡眠効率」は、客観的に自分の眠りを知るうえで大切な指標になります。皆さんもご自身の睡眠効率を計算してみましょう。

総睡眠時間（実際に眠っていた時間）÷総就床時間（ベッドの上にいた時間）×１００

【例】

夜ベッドに入った時間…０時
朝ベッドから出た時間…７時
実際に眠っていた時間…５時

←

・総睡眠時間↓５
・総就床時間↓７
・睡眠効率計算↓５÷７×１００＝71・４
・睡眠効率得点↓71点

ベッドに入ってもストレスや悩み事があって眠りにつくまでにとても時間がかかったり、夜中に何かしらの理由で目が覚めたあと、そのまま眠れなかったりするなどがあった場合、当然、睡眠効率は悪い状態といえます。

睡眠効率点数が85点未満の場合は、ベッドに入る時間を遅くする「遅寝」をして、就床時間を短縮することから睡眠の質改善に取り組んでみましょう。睡眠の圧が高まり、睡眠の効率がぐっと上がるはずです。そして再び睡眠効率を計算し、得点が合格点である85点を超えたら、今度は就床する時間を15分早めてください。90点以上なら30分早めに就床するというプロセスを繰り返します。

そうして、あえて圧迫させた睡眠時間を少しずつ延長させ、自分に合った適切な睡眠時間を確保していきます。

この睡眠効率を計算するにあたっては「睡眠日誌」（P150参照）を活用することで、自分が何時に就床したのか、何時間程度眠ったのかなどを簡単に把握できるようになりますので、ぜひご活用ください。

ここまでのポイント

◉まずは自分がどの不眠タイプか知るのが第一歩！

◉寝酒、「羊を数える」は不眠対策としてはNG！

◉自分なりのスリープセレモニーを習慣にしよう！

第７章

快眠の習慣化で人生を変える

だれでもできる習慣化のコツ

睡眠だけでなく、禁煙、運動、ダイエット、貯金など、**「やればいいことはわかっているけどなかなか続かない習慣」**すべてに当てはまることですが、人が習慣を変える時の成功の秘訣は、まずはいつもの行動にできるだけ小さな変化を加えて行動を促していくこと。これを「スモールステップ」といいます。

今の自分の生活の中で無理なく取り入れられることを見つけて、まずは一歩だけ改善してみる。その小さな習慣が生活の中で定着してきたら、次の習慣を取り入れるようにする。

こうして少しずつ睡眠改善に取り組んでいくことで、身体や心、日中のパフォーマンス、思考、行動に嬉しい変化を次々と感じていきます。その変化がモチベーションともなり、最終的には必ず快適な睡眠を習慣化することができます。

「5大片付け」で睡眠時間を生み出す

私たちはつい口癖のように「時間がない」と言ってしまいがちですが、国籍、年齢、性別、宗教問わず、全世界誰しもに平等に与えられているのが「24時間」という時間です。限られた時間の中で適切な睡眠時間を確保するためには、日々の生活の中の無駄を徹底的に排除する必要があります。では、生活の中でなにをどんな風に整理したらよいのでしょうか。

片づけるべき5項目、**①時間　②人脈　③心　④情報　⑤部屋**について順に説明していきましょう。

片付け 1

時間

日本人が睡眠不足である大きな原因に、帰宅後「なんとなく過ごす時間」や「だらだらと過ごす時間」が長いということが指摘されています。

「目的もなく、なんとなくネットサーフィン」

「見たいわけではないけれど、なんとなくテレビを眺める」

「スマートフォンでなんとなく始めたゲームがやめられない」

そして気が付いたら、

「あれ？　もうこんな時間！」

……そんな状況に覚えはありませんか？

「時間がない」「いつも忙しい」と感じている方ほど、一度自分が実際に「何に」「どれだけ」の時間を割いているのかを客観的に把握するための行動表をつくることをおすすめしています。

自分の行動を客観視することで、自分がこれまで「なんとなく」やっていた無駄な習慣に気がつけるようになります。

さらに、無駄な時間を排除し有益な時間を増やすための手段として、「To Do リスト」の逆バージョンである手放す習慣をまとめた、

「やらないことリスト」

をつくるのもおすすめです。

やらないことが決まれば、その分「やりたいこと」「やるべきこと」などの生産性が上がって未来につながるための習慣に時間を使えるようになります。

片付け 2

人脈

現代はＳＮＳなどで多くの人と簡単につながれる時代になりましたが、だからこそ定期的に「人脈の整理」をすることが、時間の片づけにもつながるとても大切な行動です。

気が付けば、読んでもいなければ興味もない、大して親しくもない人達のＳＮＳ記事にひたすら「いいね！」ボタンを押しまくる作業に追われていませんか？

これは、フェイスブックの友達の人数やインスタグラムの「いいね！」の数で人を評価するという「思想」に感染しているだけ。こういう時間はまさに、整理したい「無駄な時間」です。

また、仲間はずれになることが怖い、共通の話題に乗り遅れたくないという思いから、行きたくもない飲み会などの集まりに足を運ぶ方もいますが、そんな関係はそもそも友達ではありません。

さらに言えば、「もしかしたら何かチャンスが転がっているかも」と目的がはっきりしない異業種交流会に片っ端から参加する方もいますが、これも無駄な時間に終わることがほとんどです。

というのも、本当に活躍されている人やよい人脈がある人は、自分の時間の中でやるべきことややらなくてはいけないこと、やりたいことの予定がきっちりタイムマネジメントされているので、そのようなところに行く時間はないのです。

人とのつながりはただ多ければいいというものではありません。きちんと吟味して、本当につながるべき人たちとの絆を大切にし、育んでいきましょう。

片付け 3

心

私たちの頭の中は、常に不安事や心配事が次から次へとめぐり、考え事でいっぱいになっています。人は1日に6万回も思考しているといわれていますが、なんとその9割が同じことを繰り返し考えているだけだそうです。

寝つきのよくない人に見られる思考のクセのひとつとして、1日の終わりに「ひとり反省会」を開いてしまう、という習慣があります。

ひとり反省会とは、文字通り、ひとりで「ああすればよかった」「こうすればよかった」と1日の自分の言動を振り返りながら反省する材料を探してしまうこと。

例えば、

「なんであの人にあんな言い方しちゃったんだろう」

「あそこでどうして失敗しちゃったのかな」

というような具合です。

私たちは2度と戻らない「今この瞬間」という貴重な時間を生きているにも関わらず、過去や未来、つまり「ここではないこと」についてばかり意識が向いてしまいます。過去は変えられないので考えても仕方がないですし、未来は誰にもわからないから考えすぎたところで意味はありません。反省すること自体は前に進むために必要でありよいことですが、そこに対して「自分はだめな人間だ」などというような「評価」を下す必要は一切ありません。

特に夜は心も脳も疲れきっているため冷静な思考状態ではなく、ネガティブな方向に走りやすくなります。そんなときにあれこれ考えても、いい結果には結びつかないので、ネガティブな思考の渦に飲み込まれそうになったら思考停止ボタンを押して、代わりに休みができたら行きたいところや、1日の中で自分が嬉しいと感じたことなど、ポジティブな思考に強制的に切り替え、反省会は「明日の朝の自分」に任せましょう。

思考や感情が整理されて、脳の疲労がとれてクリアになった朝のほうが、圧倒的によいアドバイスを自分自身におくることができます。

片付け 4

情報

たまたま見たネットの記事に振り回されることで本来の自分の意見や想いを見失ってしまったり、不要な心配事が増えたりした経験はありませんか？

情報過多な現代は、移動中や待ち時間などのちょっとした隙間時間や食事の時間も、自分自身で意識をして止めない限りは常に情報にさらされています。いつでもどこでも情報にアクセスできるデジタル時代だからこそ、意識的にデジタルデトックスをすることが必須になります。

情報に触れる時間を区切るということもそうですが、触れる情報の質を上げることも重要になります。きちんと厳選して目や耳に飛び込んでくる情報の質を上げることで、時間や心の整理にもつながります。

片付け 5
部屋

「気が付いたらデスクの上に書類などが山積みで、いざ必要なときに肝心な資料が見つからなくて焦る」

「部屋の中に物があふれていてどこに何をしまったか把握できていない」

「無いと思って買ったら引き出しの奥から同じものが出てきた」

こんな状況はありませんか？ 必要なものを探したり、買いに出かけたり、資料を作り直したり、その時間すべてが無駄な時間です。

そもそも物が多いとそれを管理したり、掃除したりする時間が余計に必要となってしまい、忙しさの原因になりかねません。

さらに、片付いていない空間では空気が淀み、意欲が低下したり、雑で投げやりな気持ちになったり、心が乱れたりしがちになってしまいますし、思考の整理もつきにくくなってしまいます。物には「捨てどき」があるので、片付け習慣を意識すると同時に、物を捨てることや衝動買いしないことなど、「増やさない」ことにも注力しましょう。

これは仕事場だけに限ったことではなく、寝室空間にも言えることです。

基本的に寝室は眠ることと性行為以外では使わない空間として認識していただきたいので、テレビやパソコンなどの電子機器はもちろん、余計なものは一切置かないほうがよいのです。

「寝室はリビングと違って誰も見ないから」

と、物置部屋になってしまっている方もいますが、それでは心理的にも睡眠衛生的にもNGです。睡眠はよりよい明日へと自分をつないでくれる大切な時間です。快適な空間づくりを決して疎かにしないようにしましょう。

おわりに

最後までお読みくださり、誠にありがとうございました。

母親のお腹の中に命が宿されこの世界に誕生する前から、私たちは睡眠と覚醒を繰り返し、成長します。眠ること、そして覚醒することは生涯を通じて繰り返され、私たちを育み、守り、豊かにしてくれるのです。

「いい成績をとりたい」「年収を上げたい」「仕事の生産性を上げたい」「健康になりたい」「前向きになりたい」「綺麗になりたい」「痩せたい」「運動能力を向上させたい」など、ライフステージごとに叶えたい様々な願いがあると思いますが、睡眠を味方につけることで全方位によい影響がもたらされ、理想を現実のものとして迎えることのできる力があるということを、本書を通じてご理解いただけたのではないかと思います。

ここで、ちょっと興味深いお話をご紹介しましょう。

ある研究によると、日常的に「感謝をする」人は、よく眠れて活動的で、身体的な不調が少ないそうです。さらに、自分の人生に満足感を持ち、不安や悩みに落し潰されることなく物事を前向きに捉えられる人が多いといわれています。

「感謝」は、する側にとってもされる側にとっても素晴らしい恩恵がもたらされるといえますね。

私自身、就寝前に「今日あったいいこと・感謝したいこと」を思いつく限り挙げるという習慣を、もう何年も続けています。この習慣を始めて以降、特に大きなイベントがあった日でなくても、毎日は喜びと感謝したいことに満ちていて、多くの人のおかげで自分が存在しているのだということをいつも感じます。

眠りと感謝する心を大切にすることは、「自分を大切にすること」と同じです。ぜひ、未来の自分から「ありがとう」と感謝されるような眠り方を、今夜から始めてくださいね。

最後に、本書をおまとめくださった編集の佐藤葉子さん、素晴らしいデザインを手がけてくださったソウルデザインさん、素敵なイラストを手がけてくださった山崎かおるさん、本当にありがとうございました。

そして、いつも誰よりも全力で支え続けてくれる最愛の主人にも、心から感謝しています。ありがとう。

本書が皆様のよりよい明日につながるためのお役に役立てば、嬉しい限りです。

友野なお

▽ 参考文献

『医療・看護・介護のための 睡眠検定ハンドブック』（日本睡眠教育機構監修、全日本病院出版会、2013 年）

『基礎講座 睡眠改善学』（白川修一郎監修、日本睡眠改善協議会編、ゆまに書房、2008 年）

『睡眠環境と寝具（睡眠編）』（一般社団法人日本ふとん協会）

『睡眠の科学―なぜ眠るのかなぜ目覚めるのか』（櫻井武著、講談社、2010年）

厚生労働省「平成 26 年国民健康・栄養調査」

https://sleepfoundation.org/sites/default/files/RPT495a.pdf

Van Dongen HP, Maislin G, Mullington JM, Dinges DF. The cumulative cost of additional wakefulness: dose-response effects on neurobehavioral functions and sleep physiology from chronic sleep restriction and total sleep deprivation. Sleep. 2003 Mar 15;26(2).

Wolfson AR, Carskadon MA. Sleep schedules and daytime functioning in adolescents. Child Dev. 1998 Aug;69(4):875-87.

Fukuda,K. Hozumi,N. A case of mild school refusal: Rest-activity cycle and filial violence. Psychological reports, 1987;(60):683-689.

Wagner DT, Barnes CM, Lim VK, Ferris DL. Lost sleep and cyberloafing: Evidence from the laboratory and a daylight-saving time quasi-experiment. J Appl Psychol. 2012Sep;97(5):1068-76.

Lallukka T, Haaramo P, Lahelma E, et al. Sleep problems and disability retirement: a register-based follow-up study. Am. J. Epidemiol. 2011; 173: 871-881.

Sleep and motor performance in on-call internal medicine residents. Saxena AD, George CF. Sleep. 2005 Nov;28(11):1386-91.

A pilot study of the safety implications of Australian nurses' sleep and work hours. Dorrian J, Lamond N, van den Heuvel C, Pincombe J, Rogers AE, Dawson D. Chronobiol Int. 2006;23(6):1149-63.

Wagner U, Gais S, Haider H, Verleger R, Born J. Sleep inspires insight. Nature. 2004 Jan 22;427(6972):352-5.

OECD Gender portal 2016 Time uses across the world https://www.oecd.org/gender/data/OECD_1564_TUSupdatePortal.xls

Harvard University Web「Sleep Health」 http://healthysleep.med.harvard.edu/healthy/matters/benefits-of-sleep/learning-memory

Lockley SW, Barger LK, Ayas NT, Rothschild JM, Czeisler CA, Landrigan CP; Harvard Work Hours, Health and Safety Group. Effects of health care provider work hours and sleep deprivation on safety and performance. Jt Comm J Qual Patient Saf. 2007 Nov;33(11 Suppl):7-18.

Uehli K, Mehta AJ, Miedinger D, Hug K, Schindler C, Holsboer-Trachsler E, Leuppi JD, Künzli N. Sleep problems and work injuries: a systematic review and meta-analysis. Sleep Med Rev. 2014 Feb;18(1):61-73.

Nakata A, Ikeda T, Takahashi M, Haratani T, Fujioka Y, Fukui S, Swanson NG, Hojou M, Araki S. Sleep-related risk of occupational injuries in Japanese small and medium-scale enterprises. Ind Health. 2005 Jan;43(1):89-97.

Dawson D, Reid K. Fatigue, alcohol and performance impairment. Nature. 1997 Jul 17;388(6639):235.

https://www.aaafoundation.org/sites/default/files/AcuteSleepDeprivationCrashRisk.pdf

Christopher M. Barnesa, John Schaubroeckb, Megan Huthc, Sonia Ghummand. Lack of sleep and unethical conduct. Organizational Behavior and Human Decision Processes Volume 115, Issue 2, July 2011, Pages 169–180.

Barnes CM, Gunia BC, Wagner DT. Sleep and moral awareness. J Sleep Res. 2015 Apr;24(2):181-8.

Mah CD, Mah KE, Kezirian EJ, Dement WC. (2011). The effect of sleep extension on the athletic performance of collegiate basketball players. Sleep 34(7), pp. 943-950.

Schieman S, Young MC. Are communications about work outside regular working hours associated with work-to-family conflict, psychological distress and sleep problems? Work Stress. 2013; 27: 244-261.

Kripke DF, Garfinkel L, Wingard DL, Klauber MR, Marler MR. Mortality associated with sleep duration and insomnia. Arch Gen Psychiatry. 2002 Feb;59(2):131-6.

Kaneita Y, Ohida T, Uchiyama M, Takemura S, Kawahara K, Yokoyama E, Miyake T, Harano S, Suzuki K, Fujita T. The relationship between depression and sleep disturbances: a Japanese nationwide general population survey. J Clin Psychiatry. 2006 Feb;67(2):196-203.

Cappuccio FP, D'Elia L, Strazzullo P, Miller MA. Quantity and quality of sleep and incidence of type 2 diabetes: a systematic review and meta-analysis. Diabetes Care. 2010 Feb;33(2):414-20.

Cohen S, Doyle WJ, Alper CM, Janicki-Deverts D, Turner RB. Sleep habits and susceptibility to the common cold. Arch Intern Med. 2009 Jan 12;169(1):62-7.

Prather AA, Janicki-Deverts D, Hall MH, Cohen S. Behaviorally Assessed Sleep and Susceptibility to the Common Cold. Sleep. 2015 Sep 1;38(9):1353-9.

Axelsson J, Rehman JU, Akerstedt T, Ekman R, Miller GE, Höglund CO, Lekander M. Effects of sustained sleep restriction on mitogen-stimulated cytokines, chemokines and T helper 1/ T helper 2 balance in humans. PLoS One. 2013 Dec 11;8(12).

Prather AA, Hall M, Fury JM, Ross DC, Muldoon MF, Cohen S, Marsland AL. Sleep and antibody response to hepatitis B vaccination. Sleep. 2012 Aug 1;35(8):1063-9.

Ikehara S, Iso H, Date C, Kikuchi S, Watanabe Y, Wada Y, Inaba Y, Tamakoshi A; JACC Study Group. Association of sleep duration with mortality from cardiovascular disease and other causes for Japanese men and women: the JACC study. Sleep. 2009 Mar;32(3):295-301.

Daytime Sleepiness and Sleep Inadequacy as Risk Factors for Dementia. Tsapanou A, Gu Y, Manly J, Schupf N, Tang MX, Zimmerman M, Scarmeas N, Stern Y. Dement Geriatr Cogn Dis Extra. 2015 Jul 10;5(2):286-95.

Sleep deprivation in the rat by the disk-over-water method. Rechtschaffen A, Bergmann BM. Behav Brain Res. 1995 Jul-Aug;69(1-2):55-63.

Ford DE, Kamerow DB. Epidemiologic study of sleep disturbances and psychiatric disorders. An opportunity for prevention? JAMA. 1989 Sep 15;262(11).

Chang PP, Ford DE, Mead LA, Cooper-Patrick L, Klag MJ. Insomnia in young men and subsequent depression. The Johns Hopkins Precursors Study. Am J Epidemiol. 1997 Jul 15;146(2):105-14.

Bjørngaard JH, Bjerkeset O, Romundstad P, Gunnell D. Sleeping problems and suicide in 75,000 Norwegian adults: a 20 years' follow-up of the HUNT I study. Sleep. 2011 Sep 1;34(9):1155-9.

Hansen J. Light at night, shiftwork, and breast cancer risk. J Natl Cancer Inst. 2001 Oct 17;93(20):1513-5.

Viswanathan AN, Hankinson SE, Schernhammer ES. Night shift work and the risk of endometrial cancer. Cancer Res. 2007 Nov 1;67(21):10618-22.

Schernhammer ES, Laden F, Speizer FE, Willett WC, Hunter DJ, Kawachi I, Fuchs CS, Colditz GA. Night-shift work and risk of colorectal cancer in the nurses' health study. J Natl Cancer Inst. 2003 Jun 4;95(11):825-8.

Kubo T, Ozasa K, Mikami K, Wakai K, Fujino Y, Watanabe Y, Miki T, Nakao M, Hayashi K, Suzuki K, Mori M, Washio M, Sakauchi F, Ito Y, Yoshimura T, Tamakoshi A. Prospective cohort study of the risk of prostate cancer among rotating-shift workers: findings from the Japan collaborative cohort study. Am J Epidemiol. 2006 Sep 15;164(6):549-55.

Taheri S, Lin L, Austin D, Young T, Mignot E. (2004). Short sleep duration is associated with reduced leptin, elevated ghrelin, and increased body mass index. PLOS Medicine 1(3), pp. 62.

Spiegel K, Tasali E, Penev P, Van Cauter E. Brief communication: Sleep curtailment in healthy young men is associated with decreased leptin levels, elevated ghrelin levels, and increased hunger and appetite. Ann Intern Med. 2004 Dec 7;141(11):846-50.

Fang Z, Spaeth AM, Ma N, Zhu S, Hu S, Goel N, Detre JA, Dinges DF, Rao H. Altered salience network connectivity predicts macronutrient intake after sleep deprivation. Sci Rep. 2015 Feb 3; 5:8215.

Gangwisch JE; Malaspina D; Boden-Albala B et al. Inadequate sleep as a risk factor for obesity: analyses of the NHANES I. SLEEP. 2005; 28:1289-1296.

Chaput JP, Després JP, Bouchard C, Tremblay A. The association between sleep duration and weight gain in adults: a 6-year prospective study from the Quebec Family Study. Sleep. 2008 Apr;31(4):517-23.

Itani O, Kaneita Y, Murata A, Yokoyama E, Ohida T. Association of onset of obesity with sleep duration and shift work among Japanese adults. Sleep Med. 2011 Apr;12(4):341-5.

小野茂之，駒田陽子，有賀元，塘久夫，白川修一郎．東京圏の成人女性を対象とした便通状態と睡眠健康に関する疫学的調査．女性心身医学 Vol. 10 (2005) No. 2 p. 67-75.

Higher-protein dietsimprove indexes of sleep in energy-restricted overweight and obese adults:results from 2 randomized controlled trials. Zhou J, Kim JE, Armstrong CL, Chen N, Campbell WW. Am J Clin Nutr. 2016Mar;103(3):766-74.

Talamas SN, Mavor KI, Axelsson J, Sundelin T, Perrett DI. Eyelid-openness and mouth curvature influence perceived intelligence beyond attractiveness. J Exp Psychol Gen. 2016 May;145(5):603-20.

Brandenberger G, Gronfier C, Chapotot F, Simon C, Piquard F. Effect of sleep deprivation on overall 24 h growth-hormone secretion. Lancet.2000,Oct 21;356(9239).

Spiegel K, Leproult R, Colecchia EF, L'Hermite-Balériaux M, Nie Z, Copinschi G, Van Cauter E. Adaptation of the 24-h growth hormone profile to a state of sleep debt. Am J Physiol Regul Integr Comp Physiol. 2000 Sep;279(3): R874-83.

Kräuchi K, Cajochen C, Werth E, Wirz-Justice A. Warm feet promote the rapid onset of sleep. Nature. 1999 Sep 2;401(6748):36-7.

Pache M, Kräuchi K, Cajochen C, Wirz-Justice A, Dubler B, Flammer J, Kaiser HJ. Cold feet and prolonged sleep-onset latency in vasospastic syndrome. Lancet. 2001 Jul 14;358(9276):125-6.）（Kräuchi K, Gasio PF, Vollenweider S, Von Arb M, Dubler B, Orgül S, Flammer J, Stutz EZ. Cold extremities and difficulties initiating sleep: evidence of co-morbidity from a random sample of a Swiss urban population. J Sleep Res. 2008 Dec;17(4):420-6.

Cross-cultural differences in infant and toddler sleep. Mindell JA, Sadeh A, Wiegand B, How TH, Goh DY. Sleep Med. 2010 Mar;11(3):274-80.

日本小児保健協会平成 22 年度幼児健康調査委員会：平成 22 年度幼児健康調査速報版 . 小児保健 70（3）：448-457、2011

Children's ability to copy triangular figures is affected by their sleep–wakefulness rhythms. Miyuki.S, Talahiro N, Jun K, Yoshiko N, Masaya S. Sleep and Biological Rhythms2005 June (3):86–91

富山出生コホート研究からみた小児の生活習慣と肥満 . 日本小児循環器学会 24 : 589-597.2008

Lifestyle at 3 years of age and quality of life (QOL) in first-year junior high school students in Japan: results of the Toyama Birth Cohort Study. Wang H, Sekine M, Chen X, Yamagami T, Kagamimori S. Qual Life Res. 2008 Mar;17(2):257-65.

Earlier parental set bedtimes as a protective factor against depression and suicidal ideation. Gangwisch JE, Babiss LA, Malaspina D, Turner JB, Zammit GK, Posner K.　Sleep. 2010 Jan;33(1):97-106.

Sleep schedules and daytime functioning in adolescents. Wolfson AR, Carskadon MA. Child Dev. 1998 Aug;69(4):875-87.

Cespedes EM, Gillman MW, Kleinman K, Rifas-Shiman SL, Redline S, Taveras EM. Television viewing, bedroom television, and sleep duration from infancy to mid-childhood. Pediatrics. 2014 May;133(5):e1163-71.

Melatonin rhythm in human milk. Illnerová H, Buresová M, Presl J. J Clin Endocrinol Metab. 1993 Sep;77(3):838-41.

The circadian rhythm of tryptophan in breast milk affects the rhythms of 6-sulfatoxymelatonin and sleep in newborn. Cubero J, Valero V, Sánchez J, Rivero M, Parvez H, Rodríguez AB, Barriga C. Neuro Endocrinol Lett. 2005 Dec;26(6):657-61.

Taylor A, Wright HR, Lack LC. Sleeping-in on the weekend delays circadian phase and increases sleepiness the following week. Sleep Biol. Rhythms.2008; 6: 172-179.

Circadian phase resetting by a single short-duration light exposure.Rahman SA, St Hilaire MA, Chang AM, Santhi N, Duffy JF, Kronauer RE, Czeisler CA, Lockley SW, Klerman EB.JCI Insight. 2017 Apr 6;2(7):e89494.

Boubekri M, Cheung IN, Reid KJ, Wang CH, Zee PC.
Impact of windows and daylight exposure on overall health and sleep quality of office workers: a case-control pilot study. J Clin Sleep Med. 2014 Jun 15;10(6):603-11.

Milner CE, Cote KA. (2009). Benefits of napping in healthy adults: impact of nap length, time of day, age, and experience with napping. Journal of Sleep Research 18(2), pp. 272-281.

Asada T, Motonaga T, Yamagata Z, Uno M, Takahashi K. (2000). Associations between retrospectively recalled napping behavior and later development of Alzheimer's disease: association with APOE genotypes. Sleep 23(5), pp. 629-634.

Naska A, Oikonomou E, Trichopoulou A, Psaltopoulou T, Trichopoulos D. Siesta in Healthy Adults and Coronary Mortality in the General Population. Arch Intern Med. 2007 Feb 12;167(3):296-301.

Asada T, Motonaga T, Yamagata Z, Uno M, Takahashi K. (2000). Associations between retrospectively recalled napping behavior and later development of Alzheimer's disease: association with APOE genotypes. Sleep 23(5), pp. 629-634.

Balkin TJ, Badia P. Relationship between sleep inertia and sleepiness: cumulative effects of four nights of sleep disruption/restriction on performance following abrupt nocturnal awakenings. Biol Psychol. 1988 Dec;27(3):245-58.

http://tg-uchi.jp/topics/4585

Obayashi K, Saeki K, Iwamoto J, Ikada Y, Kurumatani N. Exposure to light at night and risk of depression in the elderly. J Affect Disord. 2013 Oct;151(1):331-6.

Kenji Obayashi, Keigo Saeki, Norio Kurumatani et al. Positive Effect of Daylight Exposure on Nocturnal Urinary Melatonin Excretion in the Elderly: A Cross-sectional Analysis of the HEIJO-KYO Study. J Clin Endocrinol Metab 2012; 97(11): 4166-4173

McFadden E, Jones ME, Schoemaker MJ, Ashworth A, Swerdlow AJ. The relationship between obesity and exposure to light at night: cross-sectional analyses of over 100,000 women in the Breakthrough Generations Study. Am J Epidemiol. 2014 Aug 1;180(3):245-50.

北堂真子 . (2005). 良質な睡眠のための環境づくり - 就寝前のリラクゼーションと光の活用 -. バイオメカニズム学会誌 , 29(4), pp. 194-198.

Karadag E, Samancioglu S, Ozden D, Bakir E. Effects of aromatherapy on sleepquality and anxiety of patients. Nurs Crit Care. 2015 Jul 27.

Yanase T. (1998). A Study on the Physiological and Psychological Comfort of Residential Conditions. Home Economics of Japan 49(9), pp. 975-984.

Tonetti L, Fabbri M, Natale V. (2008). Sex difference in sleep-time preference and sleep need: a cross-sectional survey among Italian pre-adolescents, adolescents and adults. Chronobiology International 25, pp. 745-759.

Spielman AJ, Saskin P, Thorpy MJ. Treatment of chronic insomnia by restriction of time in bed. Sleep. 1987 Feb;10(1):45-56.

Knauth P, Rutenfranz J. Development of criteria for the design of shiftwork systems. J Hum Ergol.1982；11 (Supl) ：337-367.

Bonnefond A, Muzet A, Winter-Dill AS, Bailloeuil C, Bitouze F, Bonneau A. Innovative working schedule: introducing one short nap during the night shift. Ergonomics. 2001 Aug 15;44(10):937-45.

Saito Y, Sasaki T. How Japanese hospital nurses take naps between a day shift and a night shift when they work the two shifts consecutively. Sangyo Eiseigaku Zasshi. 1998 May;40(3):67-74.

Macchi MM, Boulos Z, Ranney T, Simmons L, Campbell SS. Effects of an afternoon nap on nighttime alertness and performance in long-haul drivers. Accid Anal Prev. 2002 Nov;34(6):825-34.

Akerstedt T, Knutsson A, Westerholm P, Theorell T, Alfredsson L, Kecklund G. (2002). Sleep disturbances, work stress and work hours across sectional study. Journal of Psychosomatic Research 53, pp. 741-748.

Kim K, Uchiyama M, Okawa M, Liu X, Ogihara R. (2000). An epidemiological study of insomnia among the Japanese general population. Sleep 23(1), pp. 41-47.

Kaneita Y, Uchiyama M, Takemura S, Yokoyama E, Miyake T, Harano S, Asai T, Tsutsui T, Kaneko A, Nakamura H, Ohida T. (2007). Use of alcohol and hypnotic medication as aids to sleep among the Japanese general population. Sleep 8, pp. 723-732.

Leeder J, Glaister M, Pizzoferro K, Dawson J and Pedlar C. (2012). Sleep duration and quality in elite athletes measured using wristwatch autography. Journal of Sports Science 30, pp. 541-545.

LeBlanc M, Mérette C, Savard J, Ivers H, Baillargeon L, Morin CM. (2009). Incidence and risk factors of insomnia in a population-based sample. Sleep 32(8), pp. 1027-1037.

Baker FC, Driver HS.(2007). Circadian rhythms, sleep and the menstrual cycle. Sleep medicine 8(6), pp. 613-622.

Shibui K, Uchiyama M, Okawa M, Kudo Y, Kim K, Liu X, Kamei Y, Hayakawa T, Akamatsu T, Ohta K, Ishibashi K. (2000). Diurnal fluctuation of sleep propensity and hormonal secretion across the menstrual cycle. Biological Psychiatry 48(11), pp. 1062-1068.

香坂雅子. (2015). 女性の睡眠と健康. 保健医療科学 64(1), pp. 33-40.

Kizilirmak A, et al: Insomnia in pregnancy and factors related to insomnia. The Scientific world Journal Article ID 197093 :8. 2012 access 2015 Sept.

Mindell JA, et al: Sleep patterns and sleep disturbances across pregnancy. Sleep Med 16 (4) :483-488,2015.

Cubero J, Valero V, Sánchez J, Rivero M, Parvez H, Rodríguez AB, Barriga C. The circadian rhythm of tryptophan in breast milk affects the rhythmsof 6-sulfatoxymelatonin and sleep in newborn. Neuro Endocrinol Lett. 2005 Dec;26(6):657-61.

Berkman LF, Buxton O, Ertel K, et al. Managers' practices related to work-family balance predict employee cardiovascular risk and sleep duration in extended care settings. J. Occup. Health Psychol. 2010; 15: 316-329.

Kim K, Uchiyama M, Okawa M, Liu X, Ogihara R. An epidemiological study of insomnia among the Japanese general population. Sleep. 2000 Feb 1;23(1):41-7.

大川匡子. アジアにおける睡眠医療の現状と展望. 保健医療科. 2012,Vol.61 No.1.

梶村尚史.(2015). 精神療法. 東京, 金剛出版, pp.868-870.

Wetter DW, Young TB. (1994). The relation between cigarette smoking and sleep disturbance. Preventive Medicine 23(3), pp. 328-334.

Ohida T, Osaki Y, Doi Y, Tanihata T, Minowa M, Suzuki K, Wada K, Suzuki K,Kaneita Y. (2004). An epidemiologic study of self-reported sleep problems among Japanese adolescents. Sleep 27(5), pp. 978-985.

Léger D. Public health and insomnia: economic impact. Sleep. 2000 May 1;23 Suppl 3:S69-76.

Roth T, Ancoli-Israel S. Daytime consequences and correlates of insomnia in the United States: results of the 1991 National Sleep Foundation Survey. II. Sleep. 1999 May 1;22 Suppl 2:S354-8.

Katz DA, McHorney CA. The relationship between insomnia and health-related quality of life in patients with chronic illness. J Fam Pract. 2002 Mar;51(3):229-35.

Mah CD, Mah KE, Kezirian EJ, Dement WC. (2011). The effect of sleep extension on the athletic performance of collegiate basketball players. Sleep 34(7), pp. 943-950.

友野なお（ともの なお）

睡眠コンサルタント。株式会社SEA Trinity代表取締役。産業心理カウンセラー。

北里大学大学院 医療系研究科 産業精神保健学 特別研究生。

順天堂大学大学院 スポーツ健康科学研究科にて睡眠科学を研究し、修士号を取得。

日本睡眠学会正会員、日本睡眠環境学会正会員。

14歳から6年間、単身イギリスへ留学。帰国後、法政大学国際文化学部在学中にスペインのバルセロナ大学へ留学。

自身が睡眠を改善したことにより、15kg以上のダイエット、さらに体質改善に成功した経験から睡眠を専門的に学ぶ。

科学的なエビデンスを基本とした行動療法からの睡眠改善を得意とし、「眠りのプロ」として全国での講演活動、健康・美容市場における企業の商品開発に携わる。

著書に『やすみかたの教科書』（主婦の友社）、『大人女子のための睡眠パーフェクトブック』（大和書房）、『疲れがとれて朝シャキーンと起きる方法』（セブン&アイ出版）などがある。

昼間のパフォーマンスを最大にする
正しい眠り方

2017年10月22日　第1版第1刷発行

著者……友野なお
発行者……玉越直人
発行所……WAVE出版
〒102-0074 東京都千代田区九段南3-9-12
TEL……03-3261-3713
FAX……03-3261-3823
振替……00100-7-366376
E-mail：info@wave-publishers.co.jp
http://www.wave-publishers.co.jp
印刷・製本……シナノ パブリッシング プレス

NDC498.36 191p 19cm
ISBN978-4-86621-078-0